照護的邏輯

比賦予病患選擇更重要的事

The Logic of Care

Active Patients and the Limits of Choice

安瑪莉・摩爾 Annemarie Mol

吳嘉苓、陳嘉新、黃于玲、謝新誼、蕭昭君——譯

目錄

推薦序
與疾病共存：瑣碎而務實的日常努力

陳俐伊｜護理師、陽明大學科技與社會所碩士

第一次讀安瑪莉・摩爾的作品，是在大約兩三年前，我仍往返於醫院與教室之間的研究所修課階段。當時對於摩爾一貫以刻劃臨床實作細節所進行的分析感到十分親切，因為那就是每天都在我工作場所上演的情況。

事實上，身為在臨床執業的護理人員，我認為相較於結構和體制等巨觀社會學的分析尺度，像摩爾這樣，以微觀臨床實作漸次鋪陳得來的批評與論述，其實更具說服力。因為大尺度的問題並非一朝一夕可以改變，同時也不是基層醫療人員有辦法施力的領域。然而只要我們的職務尚在，便是時時刻刻都必須與病人相處。換言之，在摩爾的分析中呈現出，於特定情境和地點與病人發生的各式各樣遭遇，正是一線醫療人員必須反覆面對的工作日常。因此在這樣的意義

上，《照護的邏輯》這本書對於反思臨床醫療實作的價值就更被突顯了出來。

《照護的邏輯》這本書，主要取材自摩爾在荷蘭某家醫院診察室中進行觀察的田野資料。她在書中將「有糖尿病的人」（摩爾在書裡面偏好的說法）的真實生活遭遇，以「選擇的邏輯」和「照護的邏輯」兩大軸線進行比較分析。這樣的分析取徑，打破了臨床醫療認為充分提供資訊以幫助病人做決定，即是「好的醫療照護」的慣常思維。

為什麼臨床醫療會認為讓病人做決定就是提供好的醫療照護？根據摩爾的說法，其主要原因在於「由醫師說了算」的照護模式總被批評過於權威，壓抑了病人和家屬的發言。同時由上而下的家父長式照護也造就醫病之間的關係不平等。因此解決的方法就是解放病人，讓病人享有為自己做決定的自由，終結醫療專業對於病人的支配。這是選擇的邏輯所倡導的概念。然而對照護的邏輯來講，這是不夠的，或者是說沒想像中那麼重要。根據照護的邏輯，「做決定」只不過是眾多與疾病共存所必須完成的任務中的其中一個部分。換句話說，針對「生病」這件事，其所動員的病人、家屬、醫療人員以及科技物等等，每個行動者都需要做除了「選擇」之外，其他更多更多的事情，而這些事情的總和，即是「照護」。

舉例來說，因為腎盂與輸尿管阻塞引發腎水腫的病人，在決定接受引流管的放置術（經皮腎臟造口引流術，簡稱PCN）後，並不是就此高枕無憂。相反地，他必須在完成管路的置放後，進一步學習如何照顧與身體相連的引流管。這包括如何把引流袋裡的尿液倒掉、傷口如何換藥，在有引流管和引流袋的情況下要怎麼活動、怎麼洗澡、用什麼姿勢睡覺，還有衣服怎麼穿，以及要如何上班？

臨床上遇到小便解不出來的病人，醫療人員通常會建議放尿管；沒辦法進食或是進食狀況不佳，則建議放置鼻胃管。這種專注於局部器官的醫療模式，一直以來都被視為理所當然，以至於我們鮮少考慮到這條外在的管路，究竟對病人的自我感覺和日常生活產生什麼樣的影響。透過照護的邏輯，我們得以看見病人在與疾病共存這段過程中付出的努力，也就是他們必須控制飲食、學習新的技能、進行自我監測，以及改變生活作息和社交習慣等等。所有這些為了讓日常生活更符合疾病所需而做的調整其實並不容易，但同時它們也是讓治療得以成真，使疾病的控制能夠被具體落實的唯一方法。

接著，則是病人究竟有沒有辦法選擇的問題。以選擇的邏輯思考，我們很容易預設病人能夠考量自身的利弊，做出對自己有幫助的決定，或是選擇自己想要的醫療措施。然而這種市場形式的思維，卻往往將做醫療決策這件事，簡化成一般的消費行為，並因此看不見決策背後那多重、複雜，甚至是有點「缺乏理性」的考量。譬如前幾天，一位四十二歲的腎臟移植病人告訴我的故事：「我的一個朋友，她也是腎臟移植，可是她第一次（器官）配對成功的時候居然拒絕了。原因是她單身，她不想麻煩家裡的人，可是又不知道要找誰幫忙，她怕自己術後會沒有人照顧……我聽到之後一直罵她，跟她說妳找不到人可以找我啊，妳開完刀之後可以住我家，我來照顧妳。還好後來有再配對成功。她換完（腎臟移植術後）也六、七年了，現在也過得很好。」類似的情形，也發生在另外一位六十二歲準備接受腎臟移植的病人身上：「阿桑，妳等換腎等多久了？」「十幾年了，我從某某人的時代就開始等了。」「那妳接到電話的時候有嚇一跳嗎？」「有啊，嚇一跳，然後就一直想，不知道是要換還是不要換……」

摩爾在書裡面提到，「我不是要問誰應該做選擇，而是退一步來談『選擇的情境』。」她認為每個人活在這個世上，都不會是「真空」地存在，我們或多或少都與周遭的他人具備親疏不一的關係。同時「生病」這件事，涉及的也不是只有短暫的做決策，還包含日後隨之而來的各種生活習慣調整、情緒勞動以及經濟負擔等等。因此做醫療決策就不可能像採買商品一樣，全然憑靠自己的喜好做決定。

在前面的例子中，接受腎臟移植，迎接有辦法正常上下班以及規劃長途旅遊的人生，對於三、四十歲，洗腎時間才兩、三年的年輕女病人來說，或許很吸引人。然而單身的她，卻可能在各種不想麻煩別人、找不到人可以依靠的顧慮及擔憂中，選擇放棄，並因此錯失提早六、七年重啟人生的機會。同樣地，對洗腎已經十幾年，或許早就不抱移植希望的「老字號病人」來講，短短一句「不知道是要換，還是不要換」之中沒說出口的，一方面是對於衰老的身體與未知的未來的惶恐和不安，另一方面則是自己對後半餘生的打算和計畫。以上這兩個例子，與其說是病人自己的選擇，毋寧說有更大的部分是「身不由己」的結果。在臨床上，要想區分病人究竟是「不想做」還是「不能做」從來都不是一件容易的事情。可是透過摩爾的分析我們卻能清楚發現，唯有看見決策背後那緊密交織的顧慮及擔心，醫療人員才有辦法針對病人所面臨的困難，提出具體有效的解決方式。同時在這麼做以後，病人也才有機會被回復和重建，被真正當成一個「人」。

與疾病共存確實很不簡單，除此之外，它還經常沒什麼成就感。但人生不正是如此？有很多時候，我們的努力不見得會有收穫，但自己也不會因此而失去前進的動力。因為正是這些瑣碎而真實的累積，才成就自己成為現在的樣子。照護的邏輯亦然。《照護的邏輯》是一本為病人「平反」的書。它告訴我們，病人在生病這件事上，確實付出了不少努力和代價。身為最有機會為病人發聲、看見生活中的苦難的臨床第一線醫療工作者，我們都可以學著更加溫暖和同理。這本書，推薦給大家。

繁體中文版作者序

親愛的讀者：

歡迎來到《照護的邏輯》中文版。本書是從英文版翻譯而來，但是最初的版本是以荷蘭文寫成。荷蘭文是荷蘭與比利時部分地區所使用的語言，而荷蘭正是本書作者（也就是簽署這份歡迎詞的人）所來自的地方。這個國家只占有歐洲西北方的一小塊土地，部分國土低於海平面，運河阡陌，靠著堤防和持續抽水來保持土地乾燥。在勇於冒險的大航海時代，這個國家也雄心勃勃地把開發觸角一直延伸到東亞。有些荷蘭人至今仍以先人建立的貿易路線為傲，有些則對於遠征貿易所帶來的暴力深感罪惡。在此，我不會再多提那些開疆闢土、掠奪剝削的航程。我想問的問題是，此時此刻，這本翻譯書的航程，可能會帶來什麼。

這本書會讓你看到，荷蘭健康照護人員做得最好的一面，那些密切呵護的方式。這本書談的是，對於那些尋求支持的人們，這些醫護人員如何提供既嚴格又寬容的照護。這本書也呈現她們對道德主義的保留、善體人意的鼓勵，以及充滿創意的彈性調適。還有她們如何邀請慢性病患進入照護團隊，同時又不會讓他們產生負擔，以為出錯就是自己的問題。疾病本就狀況很多，很難處理。生命常以出其不意的方式開展。這就是照護的邏輯：不用渴求全盤掌控，就是去做可以做的。為你自己，也為其他人。

我在書中記錄了照護方式如何運作，這些觀察來自於允許我觀察與訪談醫護人員的幾家醫院。我也訪談一些有慢性病的人，跟他們學到很多，他們大部分有第一型糖尿病。但是這本書呈現的並非是如實的描述：我刻意排除我看到或聽說的那些糟糕照護例子，那些我覺得很不可取的情況。我也加了一些東西：在日常照護不會有的學術語言，像是邏輯或類目分類。這些概念有助於仔細描述照護工作的錯綜複雜。

書被翻譯了，會發生什麼事？透過早先的英文翻譯，你們現在可以讀到荷蘭田野研究的中文版。對於翻譯團隊的認真投入，讓書得以問世，我真心感激。這些譯者的工作，使得我的作品能夠航行到各位親愛讀者的世界。然而，我們都知道，事情在翻譯過程中會有所改變。語言並不會乾乾淨淨地對應。你們讀到的，終究是一種詮釋——譯者會決定字詞的選擇。還有，世界各地說話的方法不同，生活的方式也不同。因此，「我」的文句在「你們的」情境代表什麼，翻譯文字並不會呈現，而我希望你們可以在此加以探索、關注。

親愛的讀者，在你的實作中，有哪些部分可能跟這本書相呼應？哪裡部分你覺得很合，又有哪些部分你想要變得很合？譯者們在字句下功夫，可是訊息到底有沒有傳到你那裏，就要看你了。照護的邏輯跟你所處的現實，有什麼相關嗎？你可能得到什麼靈感？又有哪些限制，你無法認可？我謝謝你們花費心力，願意思前想後。我希望，書中至少有一些東西，可以跟你一起思考、工作、生活，並且在你身處的世界，彈性調整。

祝你好運！

安瑪莉．摩爾

二〇一八，十一月

前言

在本書裡，我會對比兩種處理疾病的方法。一種是「照護的邏輯」(logic of care)，也是本書的核心主題，另一種則是「選擇的邏輯」(logic of choice)。讓我先講幾個故事吧。這些故事要說是個人經驗，還是田野觀察，差別並沒那麼重要。這些故事能說明引導我寫這本書的緣由，也呈現我最初的關切。

故事一。時為一九八〇年代初。荷蘭有個電視節目即將要播出有關體外授精的討論。作為一名年輕的女性主義者，正在研究生物醫學，我坐下來要看看電視如何呈現體外授精的未來潛力與問題。一定會有一些部分是關於可愛的寶寶，但是會怎麼討論相當大量的賀爾蒙要注射到女性體內？會不會有任何人討論到這幾個月內婦女的生活，都要以刺激排卵為主來安排？會不會討論到即使已經盡全力要有「自己的小孩」，大多數人還是無法達成此願望？西方社會投入巨大心力與財力想要生出小孩，而世界上其他地區還有許多小孩死於饑餓與傳染疾病，我明白這些節目來賓大概不會這樣對比。大概也不會有人問起，為何建立優質的幼兒托育設施，似乎沒像生出小孩那麼急切。我還是好奇地等著看電視。

在一些開場辭令與解釋之後，主持人要求那位婦產科醫師發言。然而，他卻馬上把這項任務轉給「病人」，他的病人。這位女士上場了，她應該會吸引蠻多人的，很像是專業人士，甚至是女性主義者，但是一結婚後便辭掉了工作。她展現出自己既受苦又自豪的模樣，告訴觀眾自己目前為止的療程都是失敗的。她很想要有小孩，因此，不管有什麼風險或是後遺症，她正在嘗試體外授精。她說，這是她自己的決定。這時候，鏡頭轉向婦產科醫師。他說，誰會以家父長的作風，來否決這女人的選擇呢？討論結束。「選擇」一詞，彷彿是魔杖，讓所有的討論都嘎然停止。所有治療的優點與缺點，好處與壞處，都變成了私人的考量，而非質疑的對象。有趣的是，這位婦產科醫師所用的辭令，是差不多十年前荷蘭墮胎辯論裡所用的詞。「家父長作風」，讓人想起男性的傲慢；「她自己」則讓女人聽起來很勇敢；「選擇」這行動則把人變成主體。要怎麼說呢？遇到神奇的字眼「選擇」該怎麼應對，自此就一直纏繞我心。

故事二。十年了。我一直在做研究、從事寫作。現在，我受邀主持一場討論，由倫理學家與精神科醫師探討選擇與病患自主，而理論上我要當中立的第三方。其中一名倫理學家，先說了一個案例。大致上是這樣：有一天，一位住在精神病院開放式病房的病人，不想要起床。問題是，你要不要讓他待在床上？（這表示，這裡的「你」，是在精神科醫師的安全位置，可以給予其他人選擇的自由。不管怎樣，這個在醫學倫理當中的「你」從來不是病患。但是，這些都只是用括號括了起來，沒有明講。）這場研討會大部分的倫理學家，都覺得這個案例很容易。待在床上，不會傷到任何人，這就是自由主義的關鍵原則。只要人們不傷害別人，就可以自主做選擇。就讓他吧，讓這個男人，做自己的選擇。不過，有個倫理學家看到問題。如果，這個人無法作為選擇的主體，那怎麼辦？如果這個人其實瘋了，畢竟他是精神病患啊。接著就是有關精神錯亂的討論。在精神病院的病患是否一直都很「瘋」，沒辦法做選擇？還是說，他剛好精神病發作，可能是急性憂鬱症，或是就是為病所苦？於是，有關能不能自主的問題，就連上了精神診斷。在這裡，倫理學家似乎讓自己噤聲，因為說到精神診斷，精神科醫師才是專家。

然而，精神科醫師似乎不怎麼擔心診斷，他們更關切其他事。其中一人說到，精神病院的病房是大家共同生活的園地，大家得適應共享的規則。他說，在家裡，你也得跟大家一起吃早餐。這種例行活動，會使得日常生活過得更好。另一位精神科醫師強調，住進精神病院的人，得要**學習**如何做選擇：這就是治療的一部分，所以，針對這個特定的病患，到底是要讓他面對做錯決定（沒早餐、沒日間活動）的負面後果，還是要鼓勵他早起，以保護他，這都得看他在哪個治療階段。還有更進一步的回應，其中有個討論蠻驚人。那位退休的心理治療教授說：這都是錢的問題。他又指責那些倫理專家，忽略了制度脈絡。他說，就是因為人力不足，才會有這種令人為難的狀況。「如果病房人力充足，我會派一位護理人員去，坐到病患的床邊，問他為什麼不想起床。也許他老婆那天下午不來看他了。也許他心情很糟，害怕自己永遠都不能出院。給他一點時間，讓他講講話。」這位心理治療師表示，這種不想起床的人，需要的是照顧。給他待在床上的選擇，跟強迫他起床一樣，都是某種形式的忽略。

這說法很有幫助。是的，不只是「有選擇」與「沒選擇」的對比，還有另一種對比：把選擇的邏輯（將「有選擇」與「沒選擇」合併在一起），跟另外一種完全不同的另類作法做對比。這另類作法指的是一種照護，跟漠不關心剛好相反的那種東西。多年來我一直思索，是否可能找到某種方式來闡述一種「照護的邏輯」？

第三個故事。還是一九九〇年代初期，我正懷孕，方年三十六歲。我所在的荷蘭，有個國家級的專家委員會，根據統計數字，建議超過三十五歲以上的孕婦應該要做羊膜穿刺，如果發現小孩有唐氏症，可以墮胎。依照當時我的狀態（要兼顧有個健康的小孩和一份我熱愛的工作，已經夠艱難了），我遵照了政府指示。我請了一天假去醫院，這家醫院剛好是我當時為了寫書進行田野的所在。從觀察者的位置轉換成病患，是有點奇怪。我乖乖躺在檢查檯上，感受超音波在我肚子探測。一旁的護士正在準備插入子宮的長針，大概是田野工作的習慣，或是只是想要打破沉默，我就跟她說：「我希望一切都會ＯＫ。」因為我們都知道，有一小部分的婦女會因為羊膜穿刺而導致流產。這護士嚴厲回說：「嗯哼，這是你自己的選擇。」

回到家，我乖乖地躺在沙發，腳抬高，以降低流產的可能，同時我也拿出筆記錄。這段經驗終究變成田野的經歷，即使是之後才寫成書。我在想，那位護士可以怎麼說，才會比較像是「照護的邏輯」：「我們真的希望一切都好」、「大部分的時候都沒問題的」、「你在擔心這個嗎？」她也可以以一種慈愛的方式碰碰我，她甚至可以利用這時刻鼓勵我做些什麼，告訴我說：「也許你會希望下午安安靜靜地度過。」但是，她活生生地彰顯了：動用選擇的邏輯，如何可能導致糟糕的照護。這邏輯把每一次出錯的重量，都轉放到做選擇的病患肩上。

過去二十年，「選擇」，特別是「病患的選擇」，吸引了更多大眾的注意，而以此訴求大眾的情況也變多。這些日子，我也想到越來越多的理由要質疑「選擇」。所以，二十一世紀初期，當荷蘭健康研究與發展組織（Netherlands Organisation for Health Research and Development，ZON/Mw）要提供研究經費給從事「增加病患選擇的可能性」的研究時，我提出申請。我寫著，如果跟「強迫」來比，「選擇」

聽起來非常好。但是如果要跟「照護」來比呢?「照護」只是「強迫」的柔性形式，還是可能完全是另外一回事?我獲得這筆經費，讓我得以調查一些特定的照護活動，比前述幾個例子要更仔細。我一再分析這些照護活動，逐漸完成了這本書。是的，本書主張，在照護領域，正在發生一些非常不同的事。照護有自己的邏輯。當我們在談「照護的邏輯」時，該如何談呢?

CHAPTER

1

兩種邏輯

「個人的選擇」是廣被稱頌的理想，這也沒什麼好奇怪的：誰喜歡被他人主導？然而，本書要從懷疑這種理想開始。我質疑的不是選擇本身，而是對於選擇的一般理解。其他種種理想，像是「優質的照護」，也會因為這些誤解而受害。這本書所側重的健康照護過程中，「病患的選擇」和「優質的照護」有時會相得益彰，但是更常會彼此衝撞。想要促進「病患選擇」的一些做法，有時會損害那些確保優質照顧而施行的措施。直接涉及健康照護的醫療人員或病患，都有一些與此相關的悲傷故事可講。即使「病患選擇」聽起來很吸引人，真正操作起來，卻不見得會帶來原先期待的改善效果。為什麼會這樣？哪裡出錯了？為了解析這些問題，我不會分開討論「病患選擇」和「優質照護」的優點，我會揭示一些和這兩種邏輯都相關的代表性現象。1

學術界討論健康照顧，經常區分「照護」（care）與「治療」（cure）。「照護」的概念，含括清洗、餵食或處理傷口，這些活動能讓日常生活好過一些。「治療」的概念，意味著治癒的可能性，指的是對於疾病發展歷程的介入。本書刻意要避免這兩種區分。畢竟，攸關「照護」與「治療」的活動實際上經常重疊。（照護用的）食物，以及（治療用的）藥物，對身體可能有類似的影響。細心照護傷口，可能有助於治療。更重要的是，現今許多讓人去看醫師的情況，都是長期慢性的病症。對慢性病症來說，所謂的「治療」不見得代表痊癒，而是讓生活比較好過一點：這就是某種形式的照護。因此，對於有長期病痛的人，在生活與身體的介入，經常涉及很多知識，仰賴很多科技，實在應該要稱呼這些活動為「照護」。因此，我會跳過「治療」這個詞語，只談「照護」。隨著本書的進展，這個詞彙的意義也會有些微改變。

為了比較「病患的選擇」以及「良好的照護」，我分析的案例是荷蘭對於糖尿病的治療，以及糖尿病患者的生活。所以，我這裡說的故事，非常特定，非常在地，但這不是說，這些故事的重要性也只限於當地。我一開始並不會探討這個特定的場址與情況，可以轉而帶領我們看到什麼，或是看不到什麼。但是我希望的是，這些特定性反倒更能彰顯這些故事的力量，呈現「好的照護」的重要性。我們最好不要為了拉入「病患的選擇」，就把「好的照護」這個重要的理想給拋棄了。特別提醒，假如我講「好的照護」，以「荷蘭的糖尿病照護」作為案例，或是舉荷蘭整體的照護為例，這些並不是在說荷蘭整體的照護或是我研究的那個診所特別地受人稱讚。其實，還有很多需要改善的空間呢。但是，我的論點是，繼續強調病患的選擇，並不會帶來我們所冀望的改善提升。在健康照護中引入病患選擇終究不會為我們病患打開空間，反而會改變照護的做法，變得無法適切應用到疾病紛雜的樣態。我的論點是，照護的傳統有著更多適切的資產，能夠處理病痛的生活。與其冀望選擇、揚棄照護，試著改善照護本身可能更為明智。用自己的邏輯改善自己。但是，要用什麼語言來說照護，以及其特性？良好照護的理想，默默地含括在實作之中，它自己不會說話。這美好理想岌岌可危，我們得趕緊以文字說清楚。這就是我準備要在這裡做的事。我在這本書會談論糖尿病的治療與生活，同時尋找適切的文字，可以讓我講明白說清楚。我的目標是要找出良好照護的特性，讓我們得以好好據此討論。[2]

西方的陳腔濫調

在這本書，你會讀到醫院裡糖尿病治療的故事與醫院外糖尿病生活的速寫，你會了解詹森太太如何被教導擠壓手指頭來採幾滴血。她學著把這幾滴血放到一小片試紙上，插入血糖監測器，以了解血糖指數。榮莫先生也被鼓勵要這樣做，但是顯然他沒辦法把自我檢測納入生活作息中。為什麼沒辦法？然後還有李亞斯・漢斯楚，她跟她的訪談員解釋，她之所以吃太多，是因為她來自一個超愛吃的家庭。你還會遇到一位糖尿病護士，她設想哪一款的血糖計比較符合病患的日常生活。當然也有醫師們。在這本書中，這些醫師融合為「那位醫師」，她想要幫助病患以創意讓有用的科技與日常生活能夠彼此適應、相互調整。為了動員這些事件與說法，我會逐步讓「良好的照護」浮現出更多細節。但是在這之前，我想邀請各位繞路去做點別的，我想把舞台背景先架設起來。有關「選擇」與「照護」相衝撞的背景，並不限於病患的諮詢室與日常生活，這背景更大得多，也可以說，這個背景就是整個「西方」。

「個人的選擇」並不只是在健康照護的領域被讚頌為一種理想，而是在很多地方浮現。如何安排學校、扶養小孩、找工作、蓋房子、煮飯燒菜、創作音樂、資助媒體，清單可以一直延長。大家不應該為了享有自主性而犧牲別人，但是應該保有自主性是確定的事。這不只是一種強烈的道德關切，自主（autonomy）與他律（heteronomy）的差異，也可以彰顯「西方」（the West）與「他者們」（the Others）的差別。在這脈絡下，「西方」被分配到的角色是在地點／時間上都支持人們進行個人選擇，而「其他地方」就是會把做決定鑲嵌於所屬的社群之中。上帝、傳統，以及群體，都賦予「他們的」生活某種意義感與一致感，「我們西方人」卻認為自己在啟蒙時代之後，就已經不受這些嚴格的束縛所控制。這種特定的分野多半沒被好好討論。「我們的」解放是兩世紀以前，在伏爾泰以及他朋友們的時代，所發生的嗎？還是要到一九六〇年代，在年輕人反叛以及避孕丸問世的時代？還有，到底誰屬於「西方」世界的「我們」？只有那些真正世俗化的人們嗎？或是也包括那些也把宗教納入私領域的人們？只有那些理性主義者、或是男人、或是受良好教育的人、或是所有住在所謂西方國家的每個人嗎？美國南方各州的基本教義派也算嗎？新加坡、里約熱內盧、約翰尼斯堡或是貝魯特的居民，也算嗎？如果不去明確地探問這些問題，「我們」的邊界就一直很模糊，也被當成理所當然。重要的是，「我們」被說成是個人化的、自主性高的，就是這點使得「我們」很現代，歸屬於「西方」。

在學術文獻上，這種新殖民的意識形態暴力，受到很多批判回應，這些回應透過各種方法，駁斥那些對於非西方世界的嘲諷。有些作者主張，他們所知非西方社會的「自我性」（self-hood），可能不是那麼「個人主義」（individualism），但也不是「完全浸淫在集體主義裡」。[3]其他學者提到一些做工的人（而且他們多半很年輕就過世），在種植蔗糖的大農場、長程的船上、港口、以及新興工廠中工作，以便提供給同時代的一些人（其實非常少數）進行個人主義化的物質條件。[4]然而，其他作者也描述了一些場域與情境，呈現「個人主義化」並無法運行。以西非為例：當倫敦的咖啡館、巴黎的沙龍、阿姆斯特丹的證券交易所，正慶賀著個人的自由權，西非的民眾得相互幫助，以防範來自英國、法國、荷蘭的奴隸販子，因為只要落單就會沒地方可以躲藏。[5]這類後殖民研究，一直在批判這些自我陶醉的啟蒙幻想。我想要加入這一類的作品。然而，我的作法不是繼續反擊這些有關「他者」的陳腐說法，而是重新調整有關「西方」的陳腔濫調。[6]

在「西方」的「我們」，真的是自主的個人嗎？答案是，不是！「我們」並不是。這宣稱並非原創，已經有人多次提出了。社會學家一直強調，所有人類都是赤裸而無助地來到世上，有好幾年的時光都需要他人協助，才能存活。即使是成年人，西方人還是彼此依賴，而且越來越是如此，因為大家已經不再自己栽種食物、自己縫製衣服、或是自己處理死亡。有些社會學家研究大家在「自由社會」實際上如何做選擇。他們發現，做選擇需要很多精力，不是每個人都有這些精力，或是想要這樣花費精力。他們也發現，選來選去，「我們」最終選了很相似的東西。事實上，有些學者提出，自主一點也不是他律的相反。事實上，他們說，讓大家渴望選擇，投資心力來做選擇，其實是種規訓的手段。[7]

所以，「我們」在「西方」也許沒有我們所想的有那麼多的「選擇」，或是說，也不是那麼喜歡做選擇，也未必採用了選擇這種方式，就讓我們變得跟其他人有什麼不同，我們也不見得因為有選擇就變得自由，反而可能被耍了。除了選擇的「理想」之外，還有更多的事是在「西方」圍繞：例如團結、正義、互相尊重、互相照護。對嘛，照護。眼前這本書，當然不是第一本探討照護有多重要的書，之前已經有很多探討了。神學家把照護當作是無私的活動，受到慈善與愛的啟發。人類學家把照護的循環流動，對比於在交換過程中隱藏的計算性互惠，並把照護當作是一種禮物。工作社會學提出，很多人在工作過程中的照護與投入，跟僱傭契約的形式很不相容。然後，還有家長對子女的照護，如何跟有給職工作不同，又如何能結合？或是，另一個問題，只有（母性的）溫暖適合照護，還是（父親的）規訓也同等重要？最後，照護被放在倫理之中來討論。照護倫理學家宣稱，「好的照護」不是可以用泛泛之言來捍衛的，彷彿有什麼原則在那裡（像倫理傳統會去捍衛像是正義那樣的理想）。照護是人們要在每天的實作中形塑、開展、調整的東西。[8]

上述每一句短句，都指向一書櫃的書。這些來自神學、人類學、社會學、教育學以及倫理版本的照護，都強調「西方」並非僅是已受啟蒙，西方並非僅是盛讚理性、自主以及選擇，也有豐富而多層的照護傳統。當然，這也已經受到很多討論，但是我還有想貢獻的地方。透過彰顯糖尿病生活照護的特定細節，就有可能把「照護」從「善意、奉獻以及慷慨」這種太快被我們聯想在一起的特質分離。並不是說，善意、奉獻與慷慨與日常照護無關，這些元素非常重要，[9]但是，只要照護最常跟「溫柔的愛」放在一起談，就會變得跟科技對立，成了現代社會的前現代遺跡。也許這樣的照護，可以是友善的附加品，也許已被科技所侵蝕，但是這兩種說法，都意味著照護與科技相互排斥。照護真的跟科技不相容嗎？前者人性化而友善，後者策略性且只仰賴理性？這正是我想要介入探討的。我所要討論的照護，並非與科技對立，而是包含科技。而我所要討論的科技，並非透明、可預測，而是需要與照護好好配合。[10]

「西方」（不管是從哪裡到哪裡）從來就非同質。西方有很多可怖的事，同時也有各種理想的混雜，其中之一就是「良好的照護」。否認這件事，堪稱一種形式的內在殖民，因為這代表過於簡化「西方」，只看重多種傳統當中的某一種，現在還把這一特質當作是主導西方的傳統。這讓良好照護的理念更加挫折，使得病患被邊緣化，讓我們對於身體與病痛，除了關照之外，還難以想像有什麼其他可做的。這也會使得我們隱藏「忽略」(neglect) 一詞，這詞幾乎都快從我們的詞彙裡消失了。最後，這也會強化「西方」以及「其他地方」的差距。其實，我們該做的是去面對與其他地方共有的問題（像是到處傳播的病毒，或是我們在地球生活的生態限制），或是去探索其他類型的對比差異（像是貧富的差距，或是健康之人，與那些腸發炎、瘧疾、飢餓、或是會因愛滋而終的人，這之間的差距）。這是這本書的全球脈絡，以及主要動力。我喜愛我吃的西方美食，以及我溫暖舒適的床，但是我不想成為那種「西方」的一員，因為我擔心到處說大話，又沒關注「忽略」的議題，而跟「其他世界」疏離。說清楚「良好照護」的內涵，是想要避免那些不歡迎的既成概念。本書試著要正面迎擊這種內在殖民：只把各種型態的西方傳統，窄化成選擇與理性主義的單一理想。所以，即使我要告訴各位的，是很在地且特定的故事，這些故事背後其實有更大的背景。故事從荷蘭糖尿病患者的日常生活開始講起，但是這些敘事不只是要介入健康照護的討論，也要促發我們重新認識：科技的樣貌、太過美化的理性、以及太單一的「西方」。

積極的病患

將個人能主動選擇的這個理想，如此蓬勃地帶入健康照護，並不只是因為這概念在「西方」普遍受到歡迎，也因為健康照護的特性。如果我們去看醫師，通常大家會說，病患常常會被觀察、觸摸、檢測，卻沒什麼機會為自己講話。作為病患，我們常被當成物品，變得被動。應該要停止這種不好的做法，病患值得被傾聽，他們應該被當成有權為自己生命做重要選擇的主體而受到尊重。這是很嚴肅的課題。如果我想要大膽質疑病患選擇的理想，我就要好好回應此嚴肅議題。嗯，我會的。回應的第一步，就是把我對於選擇的懷疑，跟另外兩種常見的擔憂，區分開來。

比較常聽到的擔憂是，選擇也許是個很棒的理想，但是只有在人們能夠自我做選擇的情境才能這麼做。大家變成病患的時候，常常缺乏這種自我選擇的能力。如果你在昏迷中被帶到急診室，你根本無法獨立自主。如果你發高燒，你根本就處於六神無主的境地。如果你剛發現你得了那種很凶險的癌症，你可能十分驚慌困惑，希望別人幫你做決定。倡導病患選擇理念的人，面對這些例子，就會表示並非所有的病痛（障礙、困境）都如此令人震懾。坐輪椅的人，也許無法行走，但是就跟旁人一樣能做決定。糖尿病患者也跟那些可以正常製造胰島素的人一樣能做決定，只要血糖值是正常的。即使剛聽到你得到了癌症，只要你的醫師花足夠的時間與力氣跟你平靜地討論，你也許很快就重拾做決定的能力。固然有一些例外的狀況，病患暫時無法做決定，可是並不能就此全然否定人成為病患時，做決定的能力。[11]

對於選擇的理想，第二種常聽到的質疑，就是幾乎沒有人（生病的或健康的）能夠好好做決定。對於未來不確定的種種情況，我們很難周全地衡量好處與壞處。我們常會做錯誤評估，例如：以為「百分之二十的成功率」比「百分之八十的失敗率」聽起來好多了。我們也會以恐懼為師，或讓情緒遮蔽我們的清明。不只如此，很多人也缺乏做決定所需要的物質資源。如果你從來沒學過游泳、或是游泳池太遠、太貴，或是你家有小孩或生病的家人需要照顧，「每天早上游泳」這種選擇，對你來說就沒太大意義。對此，倡導「選擇為上」的人也有他們的應對之道。他們說，這些能讓「選擇」變得可能、變得有意義的條件，的確應該要更受重視。即使讓人能做充分決定的條件經常無法完備，那也不該是駁斥「選擇為上」的理由。[12]

這兩種討論，核心問題都在於人們是否能夠做選擇。也許健康的人可以，但是有病的人不行。或是也許有些有病的人可以，但是不是全部都可以。又或許只能在相關條件完備的情況下，才是每個人都可以做選擇。然後，再度，在很困難的情況下，沒人能做決定。在這本書，我會避免這個議題。我沒有要聚焦在人們的能力，而是要討論人們實際上的作為。我不是要問誰應該做選擇，而是退一步來談「選擇的情境」(situations of choice)，因為這些情境，都不是自然而然就出現的。在什麼樣的照護實作中，「選擇的情境」會浮現？這樣把焦點轉移，就可以顯示選擇的理念牽連很廣，涉及如何整合行動與互動、如何理解身體、人心與日常生活、如何處理知識與科技，以及如何區分好壞等等。我沒有要凸顯人們能力的侷限性，我的質疑是跟整個世界有關。這個世界充滿了我所稱的「選擇的邏輯」（the logic of choice），而這世界並沒有提供較優質的生活方式。更精確一點來說，這世界並沒有比本書想要闡明的另外一種世界帶來更好的生活，那就是由照護的邏輯（the logic of care）所引領的世界。

有某些論點認為，「選擇」終於解放了被迫動彈不得的病患，而本書想要提出，在照護的實作中，病患一點也不被動。他們很積極主動。然而，他們也並非僅是選擇的主體，而是各式各樣活動的主體。照護的邏輯並非只講究我們的意願、我們想要的方向，而是關注我們的所作所為。病患都做好多事呢。這本書你會碰到的糖尿病患者，要注射胰島素、測量血糖值、計算吃的碳水化合物、調節所做的運動、還有許多其他照顧自己的方式。並不是說，投入這些活動很迷人，其實可能很繁瑣。關鍵的問題並非我們多積極，而是我們到底投入了哪些活動。治療的實作通常要求很多，到底是要求些什麼？積極的病患要做些什麼，又要避免些什麼？如果要改善健康照護，這些都是我們必須探問的問題。與其把醫療專業推回他們的牢籠，或是讓他們為所欲為，還不如把這些關鍵的實質問題公開分享。如何活得好，什麼會致命，該如何建立好的照護？[13]

方法

為了闡明照護的邏輯，我採用了很多不同的資源。我從哲學領域借用「邏輯」一詞，但又從中跳脫。[14]要討論實作，卻用「邏輯」這樣的語彙，有其風險。「邏輯」似乎是說，這些實作很連貫，彷彿每件事都有另外什麼事來相互清楚界定。我要說，絕對不是這樣。非預期的東西總是會出現，任何實作都會有一堆的創舉。不過，具體實踐而言，有些東西比較容易懂，有些比較難懂。各種事件多少會彼此相容，彼此相通。這是「邏輯」這一詞想要引發的意象。對此，這比較像是法文的「discours」，英文多半翻譯成「discourse」（論述）。論述中，在特定的歷史文化時空下，字詞、物質以及實作會彼此串連。另外一詞「modes of ordering」（秩序的模式）也有所呼應。「秩序的模式」使得論述多重且動態。「模式」（modes）是複數，表示歡迎比較同一時空的不同想法與行動。「秩序」（ordering）來自於動詞，而非名詞，代表召喚一種過程，此建立秩序的活動過程，往往需要持續的努力，也總是可能失敗。[15]

然而，本書不談「論述」或是「秩序的模式」，而是故意採用「邏輯」一詞。這是因為，我所關切的，並非是社會─物質秩序得以成形建立的方式，也不是攸關這過程中涉及的權力。我關切的是，我所研究的實作其背後的理性，或是說背後的道理。「邏輯」的概念對此很有幫助，會帶來一種人們可能也叫做「風格」（style）的東西。這概念會促使人探索，在某些場域和情境，什麼是恰當，什麼是不合理。這概念探詢一種在地、脆弱、但又十分相關的連貫感。這種連貫感，對身處其中的人，不見得那麼明顯，甚至沒有現成的說法可以表達。這種連續感，可能很隱晦，鑲嵌在實作、建物、習慣以及機器之中。然而，如果我們想要討論這些，就需要把這種邏輯轉譯成語言。這就是我在努力做的。對於這些實作，我會從中找出字眼，我會採用比較的方法，透過對比來取得洞察力。這本書透過詳細地與「選擇的邏輯」相比對，以闡述「照護的邏輯」。

如果邏輯是鑲嵌於實作之中，要闡述這些，就需要浸淫到這些實作的世界。這是為什麼，除了援引哲學之外，我也採用了社會科學：我進行田野工作。傳統上，哲學家把自己跟尋常事務隔離，僅以說理來闡明論點。過去認為理性的推論可以產出放諸四海皆準的論點。然而，哲學文本中仍有實務經驗的世界，出現在提出的問題、探索，以及隱喻當中。[16]當然，還包括使用的案例。這些經驗世界來自各方：哲學家自己的經驗、與他人的討論、社會科學文獻、小說、電影、報紙等等。嘲諷這類哲學並加以具象化的結果，就是哲學家為了淬煉他的抽象思考，開始說說有關他的煙斗、他的書桌，還有他的貓。事情大概是這樣：「所有的生物，都需要照護。如果我沒照顧我的貓，沒有餵她，她就會死。」但是，也許受到冷落的貓，自己會跑掉；這種實驗也從來沒有落實。[17]在此，使用案例僅是為了闡明，以協助哲學家解釋既有的論點，而這些論點在案例被援引之前就已出現。

離開書房的哲學家要驚訝了。檢視實作，不是要蒐集適合的案例，而是要得到新的想法。好的案例研究啟發理論，形塑點子，轉換概念。雖然不會就此發展出放諸四海皆準的結論，但是這些案例本來也就沒宣稱要這麼做。相反地，這些學到的想法，還蠻特定的。如果我們浸淫在一個案例夠久，我們也許能判斷在特定的場景中，什麼是可接受的、被期待的、或是有所需要的。這並不是說，我們可能可以預測別地方或新情境會發生什麼。處理任何不同的事物，都需要實質的功夫，邏輯做不到這點。這些邏輯不是行動者，而是類型。所以，這裡所闡釋的照護的邏輯，只符合我研究的案例，這邏輯並沒有到處都適用。這並非說，此邏輯的相關性僅限於在地情境。案例研究仍有廣大的關連性，可以把它當成某種事物進展軌跡的一部分。遇到其他場域與情境時，案例研究可以提供對照、比較或是參照。案例不會直接預測方向、指引行動，但會提點相關問題。案例研究也能增加我們的敏感度。透徹研究過的案例，其中詳細精準的探查，能協助我們洞察各種情境中，什麼大致相同，什麼又有不同。

為了要能闡明照護的邏輯，並跟選擇的邏輯相比較，我檢視了某個案例：糖尿病相關的各式治療與生活。為了研究此案例，我從事了民族誌型態的田野工作。我在荷蘭某個中型的城鎮，在一家大學附設醫院的糖尿病門診，參與了醫師與護理人員的診療諮詢，也分析了給醫療人員或是病患閱讀的文本，包括書籍、期刊以及網站，訪談了專業人員與病患，也請其他人幫我做了訪談和逐字稿。[18] 訪談中，我們不是詢問這些受訪者的意見，而是問他們所經歷的事件和活動。以此方式，訪談便能延伸田野的觀察。受訪者告訴我們一些研究者基於時間或資格而未能參與的情境。與其說把專業人員與病患當成我們的研究對象，不如說我們把他們視為共同研究者而倚重。他們提供我們知識：有關糖尿病治療與生活的知識。[19]

以上這些工作產出了一大堆材料。人類學家或社會學家也許會用這些材料，盡可能精確地、或扣人心弦地，來呈現現況（或是部分現況）。然而，我這裡的目標不同。對於我或是報導人所目睹的事件，我不是要從中刻畫出忠實的圖像，也不是要針對那些相關事件探討其意義。我沒有要緊追著報導人的詮釋，而是想要提出我自己的說法。我不是要連結其他人的觀點，我想要提供一個全新的觀點。所以，我面對這些材料的方式，就跟藝術家以顏料，或是複合材料創作一樣。

也許另外一個隱喻更到位：我對待材料的方式，就跟化學家面對一堆液體一樣，他們從中提煉，分離出各種元素。我也把「好的照護」跟其他糾結的實作分開。在現實生活中，好的照護跟其他種類的邏輯並存，也與疏忽、過失並存。這裡，我把這些雜訊都丟開，以從複雜之中萃取出「純淨」的形式，[20]某種具有一貫性、持續不斷可稱之為「邏輯」的東西。「照顧的邏輯」就是這本書想要探討的。

我以糖尿病的治療與生活，來闡述照護的邏輯，有一些優點。[21]最重要的是，這表示不能把這個邏輯當作是一種現代社會的前現代「照護遺風」。對於糖尿病的照護，沒有什麼好懷舊的。如同一位報導人說的：「我一有了糖尿病，十九世紀就不是我最喜歡的時期。」糖尿病患（特別是第一型）仰賴現代科技存活。沒有工業製成的胰島素，他們很快就會死，而一九二〇年代後期才開始有合成的胰島素。[22]如果沒有可注射的胰島素，糖尿病就變成致命的疾病，這表示糖尿病的「治療」，和「與糖尿病為伍的生活」，兩者緊密相關，不是兩件分開的事。雖然治療有不同的形式，帶來不同型態的生活，但是沒治療就無法活下去。因此，糖尿病案例讓我們很難浪漫地拋開所有科技，或是揚棄「醫療化」。這也很符合我的目的，呈現出糖尿病患跟隔壁鄰居沒什麼兩樣，他們都有能力做選擇，也有可能不能做選擇。得到這疾病，不論什麼背景的病人都會被影響，生活型態也隨之改變，但那不是「心理上」的事情。所以，如果選擇的結果不適合，那是因為情境的關係，而不是人的關係。還得強調的是，糖尿病是慢性病，目前為止，無可根治。這表示治療會帶來更多實質處理的行動，所以，這是可以好好研究的。綜合而言，研究糖尿病的照護並不太難。診間有許多糖尿病的苦痛，但是通常不是急性的，病情也沒急迫到我會擔心問了報導人太多問題，然後又幫不上什麼忙。要找到患有糖尿病的人來談談經驗，也蠻容易的，而且大多人也有蠻多好講的。最後，能跟這家醫院的醫師與護理人員為伴進行田野，實在很幸運。他們讓我近距離且批判性地觀察他們的工作，對於我的問題也很開誠佈公，而且在必然的吵雜忙亂之中，教了我很多「好的照護」。

本書

這本書裡，你不會看到這樣的句子：「我們無法想像慢性病可能的樣子。」這種句子很討厭，雖然沒有明說作者與讀者健康狀況良好，但實際上隱含的意思就是作者與讀者一樣健康。這並不是我要的。相反地，我想要避免沒被點明、沒被特別標示出來的「常態性」。如果一開始就假設你跟我都健康，就會違反我想要說的那種精神。在選擇的邏輯裡，「疾病」是一種奇特的例外狀況，跟「我們」無關，而在照護的邏輯裡，我們就可以從生活中的血肉肌理與脆弱性開始談起。我覺得那很珍貴。真的，對那一類直球面對疾病（而不再邊緣化疾病）的理論，我想要以闡明「照護的邏輯」，來增加這類理論的豐富度。有件相關的事，在這裡很值得強調：「病患」與「哲學家」也絕對不是互斥的類屬。「我」並非永垂不朽，或是百病不侵。親愛的讀者，你的常態狀況，也不是於此就自動預設。我會用我所有的說理技巧來誘惑你，希望你在閱讀的時候採用病患的位置，無論你現在的診斷是什麼。在本書裡，沒有特別指名是誰的「你」，大多指的是有糖尿病的人。無論你是否剛好也有此病，我誠懇地邀請你想像你自己也在描述的情境中，像病患一般。

簡介一下這本書。我會以提綱挈領的方式介紹「照護的邏輯」，並與「選擇的邏輯」相互比較。選擇的邏輯有不同版本，第二章特別強調那種與市場相關的選擇邏輯。在市場中，人們以消費者的身分被詢問意見，消費者則會選擇偏好的產品。這產品透過交易從賣家交給買家。在本書，市場會由一個有關血糖檢測機的廣告來具體呈現。我會分析這則廣告，並把Z醫院糖尿病門診診療間所發生的情境簡化之後，拿來比較。在Z醫院的診間，醫療專業看起來並沒有只是交給病患一項產品，然後病患選了產品之後，就沒什麼好做的。相反地，醫事人員與病患不斷地一起行動。他們不是投入交易，而是互動，輪流轉換行動，盡可能把處理疾病所需要注意的事，跟人們的習慣、需求，以及日常生活的各種可能性搭配好。照護並非一個有所限制的產品，而是一項持續進行的過程。

第三章從「選擇的邏輯」的公民層面開始。在民主體制，人們以公民身分來治理自己和彼此。如果把這種模式帶入健康照護，病患將受到召喚，推翻醫師的主導，解放自己，結果造成有些東西的遺失。因為，有能力控制自己身體，才符合公民的界定，我將援引政治哲學的傳統來論證。然而，有病的身體是無法控制的，我們也許會好好照料身體，但是身體還是無法預測、古怪難解。所以，病患也許只有在自己健康的時候，才會希望自己是公民。只有擁有健康才有解放的機會。我將提出「病患主義」（〔patientism〕跟女性主義類比），說明無需一定要服膺於「常態性」。病患主義擅長探索照護的邏輯，在照護的邏輯之下，我們能鉅細靡遺地照料病痛身體，面對難以預測的情況。照護攸關調整、尊重、滋養、甚至是享用我們終將老朽的身體。

第四章處理專業主義。病患擁有選擇權的邏輯，預設了醫療專業把自己限縮於在呈現事實、使用器具。在一連串的診療諮詢開展過程中，醫事人員先給予資訊，接著病患評估自己的價值取向，然後做決定，也只有在此時刻，病患才可能行動。然而，照護的實作完全不是如此線性進行。「事實」並不是在做決定與採取行動之前就出現的，「事實」是靠人們希求什麼以及能做什麼才產生的。做了決定並不代表真的就能心想事成。各種技術也不只是發揮功能——而是帶來一連串的後果，其中有些並非在預期之內。所以，照護有關「修補功夫」（doctoring）：對於身體、科技以及知識（還有人們）的各種修補調整。

第五章要檢視人們如何彼此建立關係。選擇的邏輯假設我們是彼此獨立的個體，如果把我們加在一起，就會形成整體。相反地，照護的邏輯並不從個人開始，而是強調我們一直都是集體的一分子——而且並非單一群體，而是好多群體。我們作為一部分的那個整體，有可能被命名或描繪成各種模樣。良好照護的要素之一，就是先把這樣的類屬，很睿智地塑立起來。但是，要如何進行？這是在照護實作時，不時就會浮現的問題。類屬並非預先給定，而是需要主動製造出來、並且加以調整。為類屬劃定其輪廓時，要以能促進良好照護的方式來描繪。然而，為了誰描繪呢？在照護的邏輯裡，這很難回答，因為對某一群體的照護，並非把這群人的照護加總，個人與群體需要不同面向的照護。

第六章，我把各個論點整合起來。這章的第一個主題，是有關「照護的邏輯」與「選擇的邏輯」所具備的道德問題——或是我該說是倫理嗎？我會特別問，這是個道德的作為嗎？接下來，會探討病患是否應從被動情況解放，而為了闡明此論點，比較有可能回答什麼是「積極病患」的特性。接著，我會觸及改善健康照護可能有哪些作法。最後，我會簡要地提出，照護邏輯如何可能也對健康照護以外的情境有所幫助。我們關注了那些捉摸不定、有血有肉、會老朽的身體所帶來的難纏處境，還會在哪些地方也施行「照護的邏輯」，以創造美好的生活呢？

CHAPTER

2

消費者或病人？

「照護的邏輯」和「選擇的邏輯」各自具有許多不同版本。本章將從座落在市場形式的「選擇的邏輯」出發，對照出「照護的邏輯」的特殊之處。[1]當我們使用市場的語言時，病人被視為「消費者」。他們自掏腰包換得健康照護，這意思是說，如果照護是免費從天上掉下來的禮物，病人或許會自然而然產生感激之情。但是，當照護成為病人金錢交易的結果，這意味著病人無需對自己接受的照護出現感謝的念頭。市場的語言賦予病人有資格以金錢衡量健康照護的價值，病人的需求面也可以取代照護的供給面，成為健康照護遵循的目標。選擇的邏輯指出，只要照護的供給方去符合需求方，病人就能掌握照護的主導權。然而，對於病人來說，轉型成為消費者，真的比較好嗎？這正是本章想要探究的核心問題。但是，我並不會提及市場化過程的所有面向。即使我談到本書涉及的特定市場，有關健康照護最適當的財務分配這類複雜議題，以及保險公司的角色等等，我會先放著不談。有關各種國家管制和市場秩序的組合如何影響醫事人員的工作方式，我也先不探討。同時，我也會跳過那些健康照護體系裡的管理階層，也許可以從銀行、商店及旅館等其他組織學到的一些事（例如如何提升組織日常流程、把各種會談彙整在一天內完成，讓訪視時間更有彈性等等）。我想聚焦討論的是，在諮詢室裡發生的點點滴滴：在諮詢室裡的病人就是想要急切購物的消費者嗎？還是有什麼不為人知的事，隱藏在諮詢室一道道的門後？

為了處理上述問題，我想呈現一幅圖像給各位。一次偶然機會，我在*Diabc*上瞥見這張圖，*Diabc*是荷蘭一本以糖尿病患為讀者群的月刊。這張圖並不是月刊編輯的內容，而是一則廣告。這引起了我的注意。廠商允許我在此刊登這則廣告，以進行批判性的分析，為此我十分感謝（但是我刪去了公司的連絡資訊，覺得這樣比較恰當）。請看，這圖像很美呢：

LIFESCAN

a Johnson & Johnson company

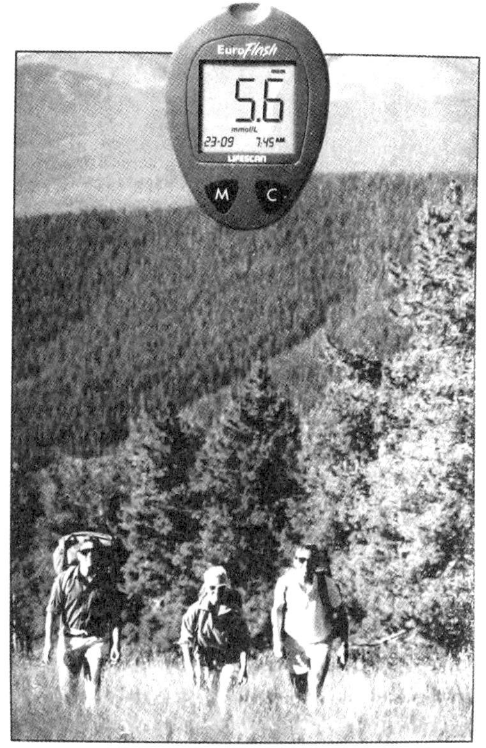

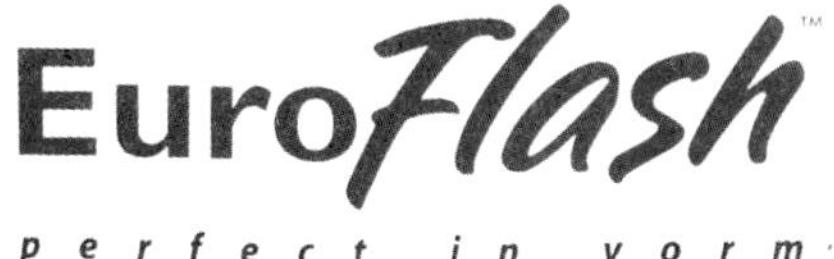

美好的年輕人，步行在山嶺之中。放在他們上面的血糖檢測機，看起來更搶眼，也很美。這台藍色的EuroFlash不僅造型完美（perfect in shape），同時也表現出最佳狀態（in perfect shape）（廣告下方印刷的荷蘭文perfect in vorm同時具備造型和狀態兩種意涵）。方才使用這台機器測量血糖的病人，狀況也不錯，測量結果是5.6（mmol/l）。[2]專家（以及*Diabc*廣告訴求的目標客群，也算是專家）都明白，這是個絕佳的血糖值。總的來說，如同我們所預期的，廣告都是呈現出正向的那一面。這正是LifeScan用來吸引消費者的手段。廠商不只期望透過販賣EuroFlash直接獲利，更因為每次測量血糖都必須購買一個單價將近一歐元的試紙，而且這試紙無法跨廠牌使用。也就是說，EuroFlash的試紙僅相容於EuroFlash血糖檢測機。這市場涉及龐大的金錢。[3]但是，我並不是要探討錢的事情，也不是要比較各廠牌血糖機的優劣。我想探討的是，當廠商將病人視為消費者的時候，會產生什麼樣的後果。對疾病的影響為何？這和診間的狀況，有哪些差異？為了回答這些問題，我將比較不同場景中的血糖檢測機：廣告上的血糖檢測機、糖尿病護理師諮詢室裡的血糖檢測機，以及Z醫院中糖尿病醫師門診中的血糖檢測機。

產品或過程

廣告沒有強迫潛在消費者要做什麼，相反地，廣告提供了選擇。這是Euro-Flash，你想不想擁有一台？這表示，作為消費者，你被賦予主動而非被動的位置。選擇權操之在你。在市場裡，供給要配合需求，這代表消費者慎重做決定，控制了需求那一方。消費者的需求不該被質疑，消費者永遠是對的。[4] 然而，主導一切也可能蠻困難的，因為重要決定都要由你來做，問題是怎麼做？的確，這是對於市場化常見的批評：作為病人—消費者，我們被孤立了。好，我們在家裡，只有*Diabc*和我們同在。手邊的雜誌有各式各樣高度受推薦的血糖檢測機廣告，該買哪一台才好？在健康照護體系裡，選擇一台適合的血糖檢測機，長久以來都是糖尿病護理師的任務。她敏銳地察覺到，年輕族群偏好外型具設計感、輕便好攜帶的款式，但是這類設計通常太小，年長者不易掌握，因此不適合年長世代的糖尿病人。對於病人適合的血糖檢測機型，糖尿病護理師會思考測試血糖的所有階段，從一開始把試紙置入血糖機，到結果顯現出來為止。她會檢查顯示器是否容易判讀。倘若儀器有任何護理師沒有意識到的優缺點，她會從病人那邊快速地習得。醫療專業人員蒐集病人經驗，並且把這些經驗傳遞給其他病人。

這就是「選擇的邏輯」與「照護的邏輯」之間的差異嗎？在市場上，消費者可以做出主動的選擇，但是這些作為都是立基於他們自身；相對地，照護提供了相應於病人需求的工具，但是卻不容病人置喙？顯然不是如此；「選擇的邏輯」與「照護的邏輯」之間的差異，更為複雜。例如，護理師在諮詢室，想要了解病人。「什麼對你來說很重要？」護理師把好幾種血糖檢測機放在桌上，然後詢問病人：「你想要哪一種呢？」同時，「病人—消費者」也不是只靠自己，而是會同其他病人自我組織起來。病人跟其他消費者一樣，也會測試產品，或分享經驗，不需要專家介入。一些醫療器材專門針對病人特定需求而發展出來，大家可以在這樣的市場中一起獲得詳細的知識。網路以及病友雜誌也常會蒐集整理相關資訊。這或許是市場創造出來的一項創新：病人如同有組織的消費者，會彼此協助做選擇。

然而，僅僅挑選一台特定的血糖機是不夠的，人們多少需要學習如何使用這台新機器，這正是糖尿病護理師再次出場的時機：「詹森太太，看著，你要拿這個東西採血，用這根針扎下去。像我這樣握住這根針，對，就是這樣。好，現在請你扎這個地方，就是你指腹的地方，千萬不要扎在指尖，請扎在指腹這裡，沒錯，就是那裡。你要自己試試看，還是我先來幫你測一次，讓你感覺一下？這不會痛的，別擔心。」這類的互動相當多，例如：如何把血液取出，然後準確地放到試紙上；如何把試紙放入血糖機；如何在筆記本記錄檢測結果；如何回報這些檢測結果等等。當廣告呈現血糖檢測機作為一獨立的產品時，卻掩蓋了這種學習的過程。當然，因為糖尿病護理師必然早已向「病人—消費者」解釋這項儀器的使用方法，因此廣告固然沒有揭示學習過程，並不會對*Diabc*的讀者，也就是EuroFlash的潛在消費者，造成什麼困擾。即便如此，把血糖機當成是個單獨可銷售的商品，跟使用過程中所需的照護予以脫鉤，這還是令人不安。到底是什麼讓人不安？

或許有人會說，EuroFlash這個廣告想要推銷一種器材，沒提到實際使用時所需要的諸多協助。然而，這並不是市場固有的問題，這問題是跟健康照護產業如何組織事物有關，而在此時此刻才湊巧變成如此。LifeScan把EuroFlash呈現為一款獨立產品，推銷給潛在的消費者，因為LifeScan發現，就現況而言，把「東西」放入市場，比起把護理人員的「服務」放入市場，容易得多了。護理人員的健康照護服務，已由其他方式所組成。然而，數十年來的經濟發展，已充分顯示醫療服務也完全可以以商品的形式出售。事實上，不只那些原先就具備豐厚利潤的醫療產品，許多產品也因為接上那些必要的醫療服務而銷量大增。要不是醫療專業已經存在，LifeScan及其他競爭廠商，為了商品的使用，很可能就會創造出糖尿病護理師這一行。這些廠商樂於資助糖尿病護理師的課程和其他會議，因為這些投資有助於強化其商品所依憑的醫療服務。

不對，如果糖尿病護理師的工作被低估，這並不是市場的錯。包含醫療器材在內的所有事物，像是技術、訓練，甚至善意與關懷都可以在市場內被交易。其實消費者對於善意與關懷十分感激。所以，重點並不是市場導致冷漠疏離的關係，根本不是如此。重點是，市場劃定了界線。市場規定某些產品（儀器、加上技術訓練、加上善意與關懷）必須界定其提供的服務內容。任何一項產品皆可能包含各種服務，但是不論是其提供的服務，或者其不具備的服務，都需要明確定義出來。[5]這正是選擇的邏輯，你可以選擇要或不要。這是「選擇的邏輯」和「照護的邏輯」的關鍵差異。照護是過程：照護不具明確的邊界。照護是開放的，規模大小亦不是重點；這並非表示，照顧比起過程當中包括的醫療儀器與活動，還要更廣大、更全面。重點其實是時間。照護並不是可以換手使用的產品（有大有小），而是隨著時間，由眾多成員攜手而成的後果。照護並非一宗交易，東西可以就此交換（以某個價格來換某個產品）；照護是一種互動，各種行動不斷來回（持續進行的過程）。

如果你有糖尿病，你的身體將無法自動調節血糖水平，身體的反饋機制已經損毀。如果你得的是第一型糖尿病（type 1 diabetes）（就像本書大多數的病患），你的身體無法生產出必要的胰島素含量，因此必須透過外部注射來補充。另一方面，假設你得的是第二型糖尿病（type 2 diabetes）（在荷蘭脈絡，這表示你多半會由家醫科醫師負責治療，不能掛Z醫院的一般門診），你的細胞將無法好好回應你的胰島素（有時量過於稀少）。無論是哪一種形式的糖尿病，對於崩壞的體內反饋機制，照護過程都要從外部提供補充。主要目標是要幫助身體維持血糖的穩定，而這到底要如何達成是次要重點。任務會隨時改變。當人們初次被檢查出有糖尿病時，醫院的護理人員會幫忙注射胰島素，實驗室的技術員會測量血糖值。慢慢地，病人會逐漸接手這些工作，機器也會逐漸接手這些工作，因為病患有可能裝上胰島素幫浦，機器就能在一天當中緩慢地釋放胰島素。相關的工作任務會以各種方式分派進行。因此，糖尿病童雖然會自己學習注射胰島素，但他們的飲食仍多由大人準備（就像是其他大多數兒童一樣）。類似的例子還有很多。持續變化的照護過程，涉及了一整個團隊（由專家、機器、醫療、身體、病人和相關人士共同組成），以及分派至各團隊成員的工作任務。

為何會以特定的方式分派任務，理由各有不同。糖尿病患者需學習替自己注射胰島素，這聽起來十分合理，因為一天內就需要注射胰島素好幾次。（護理師對詹森女士解釋道：「我無法整天都跟著你」、「而且，你終究會想離開醫院的，對吧？」）。然而，糖尿病人之所以自己測量血糖值，是基於不同的理由，也是最近才出現的理由。在過去只有大型儀器能夠檢測血糖的時代，病人只能定期前往檢驗中心檢測，大概是好幾個月一次，在常態性回診之前進行。技術員會採血進行檢測，而如果有需要的話，醫師會調整病人每日所需的胰島素劑量。遇到一些特殊狀況時，病人也可能一天內往返檢驗中心多次，或是連續好幾天都得如此，也可能住院接受更詳盡的監測。不過，這些都是例外狀況。只要胰島素劑量重新調整之後，可能就好一陣子不用量血糖。因此，固定地測量血糖，並非存活所需的必要工作，而是有其他的功能：促使我們得以精細微調胰島素的注射量。假如讓病人自己測量血糖，他們比起檢驗中心的技術員，可以更頻繁地進行測量。這表示醫師更能夠適當地調整胰島素劑量，而病人也可以有更多機會，依照自己身體當下的狀態來決定是否需要多注射一些、或是少注射一點。有了這樣精細微調的注射方式，照護變得更好。

這表示，即便專家提供較少「產品」，病人要做的工作增加，照護品質有時候仍然會提升。這並非表示，好的照護等同於不要去管。在照護邏輯裡，很關鍵的是：照護的成果和最終的結果，決定了誰該負責什麼樣的工作任務。可能是技術人員替病人測量血糖，或者病人自己就承擔了測量血糖的任務，都有可能，只要匯聚起來的努力能夠改善照護的品質。若更複雜一點來談，什麼標準可以算是「改善」並非總是明確清楚的。傳統上，健康就是健康照護的終極目標，但是現在多半並非如此。對於慢性疾病而言，健康是難以達成的目標，它已被「良好生活」的理想所取代。但是，什麼能稱得上是一種「良好生活」，這也沒有明確或固定的答案。追求一個長久又快樂的人生，乍聽之下很不錯，但是人們往往必須在「長久」和「快樂」之間努力周旋。儘管存在著這些複雜性，在某種程度上，不穩定的血糖狀況仍意味著不好，因此，努力找到把血糖穩定下來的方法，是好的照護。這並非表示，好的照護就會帶來穩定的血糖值：試著努力並不能保證就能成功。所以，對照護的邏輯來說，即使照護團隊盡了最大努力，但是病人的血糖狀況仍不穩定，這也不令人吃驚。這正是照護的邏輯，患病的身體是無法預測的。延續著此不可預測性，照護並非一種界定明確的產品，而是一個開放的過程。嘗試、調整、再嘗試。當面對一種慢性的疾病，照護的過程也同樣是緩慢進展的，直到死亡的那一天才會終結。

因此，「選擇的邏輯」的問題並不是市場遺棄了人們：消費者不僅能夠互助合作進行選擇，也可以能在自己能夠負擔的範圍內，盡可能地買到善意與關懷。然而，我的論點是，市場要求交易過程中轉手的產品，其範圍界線要能明確地界定。交易必須有起點和終點。相反地，在照護的邏輯裡，照護是一種互動的、開放的過程，照護過程會依據其結果而被形塑、重塑。兩種邏輯的差異實在難以縮小。這表示，即便提供的產品較少，照護過程仍可能改善。真正重要的，是照護的結果。更複雜的是，即便照護是結果導向的，但當「健康」和「良好生活」一直無法達成時，也不必然是件壞事。有些疾病永遠無法被治癒，有些難題會持續轉變。即使良好的照護在於追求良好的結果，照護的品質也不能直接由結果好壞來判斷。相反地，良好照護的特色是一種冷靜、持續不懈，又具有包容特質的努力，努力促進病人的處境，或是避免病人處境加劇惡化。

目標群體或團隊成員

我寫信給嬌生公司（Johnson & Johnson），也就是LifeScan的母公司，詢問相關廣告文宣的使用許可。我不僅獲得了批准，也迎來了一位訪客。這位年輕而友善的女性，來自於行銷部門，覺得這涉及她的工作，又很關心她的客戶，熱切地想從我的批評中學到一些東西。她探問，我的想法到底是什麼。為什麼我會對這則廣告感到不舒服？我還不是很清楚該怎麼回答，於是我告訴她我先前訪談一對年長夫婦的故事（我把所有可能透露受訪者身分的線索都隱藏起來，就像我在本書中的處理）。那位老先生患有糖尿病，而他們無法外出度假，因為太費力了。觀光巴士會在晚上八點抵達旅館，但是老先生通常在傍晚五點半吃晚餐。這樣的狀況要如何處理？隔天，晚餐在七點鐘開動，晚餐的咖啡還搭配著一塊蛋糕。老先生該不該吃呢？這太複雜了。觀光行程粗暴地破壞了日常作息。我這樣告訴眼前的行銷經理，像是你們這類的廣告，就跟這些故事有著強烈的對比。這些廣告力圖表達，假如你使用EuroFlash，任何事情都有可能，一切都在最佳狀態。如果有了EuroFlash，你還無法登山健行的話，就真的是你自己的錯了。

這位行銷經理認真地聆聽我所說的話。嗯，沒錯，她說，但是你談的這些人現在被歸類到另一種目標群體。你看，她隨即拉出另一張廣告，這是我們提供給他們的。她拿出的廣告圖片展現出一個較為簡單輕薄的血糖機，以及一位穿著條紋POLO衫的男人，看起來也沒有太霸氣。他準備扎針取血的手指，在廣告上被放大。廣告上把扎針取血，表現成一項非常實際的工作，不附帶任何願景（登山健行或其他令人讚嘆的事）。這款較簡化的儀器，呈現為一種純粹的功能性工具。我的訪客跟我說，市場涵括不同的目標群體。某些人可能無法去度假、爬山，我們當然也不會要求他們要這麼做。對這類的人，我們製作了簡單的設備。然而，有其他人，渴望自由。他們想要出國旅遊、觀光遊覽、享受假期、獲得新的體驗，勢必也包含登山健行，漫步在山林裡。這些可能是教育程度較高的群眾，但也不必然如此。關鍵在於這些人能理解疾病的錯綜複雜，並且很想努力看看。「就像是你我這樣的人一樣，」她這麼說。這類人另外成了一個目標群體。為了這些人，我們研發出EuroFlash，並且推出以熱衷健行的年輕人為主角的廣告。

為了讓產品上市，辨別其目標群體很重要。前來拜訪的行銷經理向我展示了一張精心設計的表單，上面呈現四類與血糖機相關的目標群體：具備充分知識又有許多要求、具備充分知識但要求較少、不具充分知識但仍有許多要求，以及最後一種，不具充分知識且要求不多。在我研究過程裡，勢必多少會遇到近似於這四種人群。舉例而言，在一場名為「照護園地的消費者」（Customers in Careland）的會議上，一位來自荷蘭合作銀行（Rabobank）的講者表示，銀行依照人們涉及的關係類型，將潛在客戶分類：有些消費者追求獨立性，有些追求和諧的關係，有的客戶尋求確定性，有的追求掌控權。[6] 講者由演講台指向觀眾席：「你們，在健康照護的世界裡，也應該把顧客分成不同的目標群體。」他認為，該讓自我感覺良好的健康照護醫事人員體認到，不同群體想要從他們身上得到的東西是截然不同的。

但是，「在健康照護世界中的我們」真的應該開始將人群分類成一個個的目標群體嗎？這並不符合照護的邏輯。為什麼？嬌生公司行銷經理提到，登山廣告鎖定的目標群體是像「你和我這樣的人」，剛好有助於我說明。這種表達方式預設了「你和我這樣的人」聰明又有能力，在安排登山活動上沒有問題的，即便其他人覺得蠻困難的。然而，事情並不是如此簡單。如同我們談話的那天，我十分感激她能夠前來拜訪我。當天我的身體很不舒服，因此我只能和她聊聊，沒有力氣前往她的辦公室一趟。以那天的狀況，散步在山林中，無論多麼地吸引人，都是遠遠超出了我的能力範圍。我並不屬於她的「你和我」類別。[7]對此，照護專業並不陌生。他們不會將一、兩個社會學式的標記作為分類基準，相反地，如果他們提供的是良好的照護，他們必定會針對特定個人的特定情況進行探問。「你好嗎？」是一位好的醫事人員可能會提出的問題。「你是不是沒辦法外出，即便是一、兩個小時也沒辦法？那對你來說一定很困難。」對於那些辦不到的事，照護的邏輯也會納入。人人都能前往諮詢室訴苦抱怨（在一個適當的程度內），即使那些「像你和我一樣的人」也可以。

在照護的邏輯中，脆弱性被視為人生的一部分。不過，照護專業不僅接納「人總有需要幫助的一天」這樣的觀念，也拒絕棄守任何一個人。但銷售人員會放棄。如果有一群人，沒有任何東西可以賣給他們，那他們就會從「目標」群體裡被去除。那些「不具充分知識且要求不多」的人們，不會購入血糖檢測機，即使他們免費獲得一台血糖機，他們也不會使用。在市場中，持續鎖定這種消費者，是很糟糕的投資。相反地，照護的邏輯並不是從人們具備多少知識或要求出發，而是從他們需要什麼出發。因此，照護專業不會捨棄他們的病人，而是持續進行各種嘗試。我在諮詢室等候時，有一位醫師說到：「對於下一位病人，我們並沒有什麼期待。我不想再督促他，瑪麗亞（糖尿病護理師）也不想那麼做。那樣沒有意義。他只是沒有好好照顧自己。不過，幸好他都有規律地來進行檢查，這樣我們可以持續讓事情運作。」醫生和護理人員不再對病人施壓，但仍以臨床上典型的軟硬兼施，持續照護他。他們聆聽病人的故事，並回答他的問題。（「如果我只有輕微的發燒該怎麼辦？」「我要請假還是去上班？」病人問道。「你不用量體溫啦！」醫生這麼回應。）我並不是要浪漫化醫事人員在診間確保照護運作的作為。但是即使在這些不盡理想的情況，健康照護人員也不會把病人當做是失策的投資而排除。

在「選擇的邏輯」的市場版本，消費者分成不同的目標群體，這讓產品更容易找到速配的潛在買家，也使廣告更有效率。那些想要自由的人，就給自由的願景；至於那些對自由願景沒有太大興趣的，就給比較簡易的款式；至於那些不被任何消費所誘惑動搖的，則被閒置一旁。照護的邏輯則不同。重點不是健康照護的實作就不會把人群分類，很多情境的健康照護分類是根據「第一型糖尿病」和「第二型糖尿病」：門診組織的方式、為了課程和病友互助而將不同的病人匯整起來、安排付款方式、進行科學研究。然而，診斷的分類並非立基在人們欲求的事物上，而是可能的需求。更進一步來說，在照護的日常實作裡，這些分類會瓦解。實際的照護所關切的，是在特定情況下，特定的個人，所遭遇到的特定問題。照護的藝術在於了解各個不同行動者（醫事人員、藥品、機器、病人和相關人士）如何以促進、或穩定病人狀態為目的，共同達成最優質的合作。什麼事該做，又如何分工？在照護的邏輯裡，病人們並不是目標群體，而是整個照護團隊的關鍵成員。[8]

夢想或支持

也許有些人沒辦法度假，又或者像嬌生公司行銷部經理所說的，另外有些人想要自由。她這麼說，不僅是將人群作了區分，也同時意味著「人們所想要的」是本來就存在。製造商／經銷商必須對準人們的需求，以進行供給，這是新古典主義經濟學的說法：消費者進行理性選擇，並且持續堅守這些選擇。話雖如此，我的訪客負責行銷嬌生公司的血糖檢測機，為了銷售，她前往一家廣告公司，下了兩則廣告訂單：一則是為了她公司生產的簡易檢測機，另一則是為了EuroFlash。前者主打便利、效率和簡約；後者訴求那些「渴望獲得自由的人們」。這些人可能會受到什麼因素吸引，進而認為EuroFlash能夠帶給他們自由？廣告公司跟新古典主義經濟學家完全相反，他們一點也不把人們的需求視作是理所當然的事。對廣告公司來說，「人們所想要的」，並非理性的現象。他們試圖創造需求，而此需求並非透過論證，而是藉由引誘。

三位年輕人在山林中健行：看起來真是棒極了。EuroFlash將潛在消費者想要外出及健行的慾望轉化為資本。在此的健行，跟把一隻腳踩向另一隻腳前方的動作，沒有什麼關係；跟掌握節奏與韻律、揮灑汗水、或者享受悠哉閒逛的感覺，也都沒太大關係。[9]真正重要的是去健行的能力，去任何想去的地方。這則廣告訴求的是（廣告原本就有此意圖），「渴望獲得自由的人們」的眾多慾望，但是廣告也同時養大了這些慾望。讓我們再看一次這張照片。它呈現的是在山林中健行的年輕人，不過這裡的再現所強調的不是健行，而是自由。逃離現代生活壓力，遁入與俗世截然不同的大自然。前往鳥兒飛翔之處，讓人忘懷糖尿病痛。這是一種常見的廣告策略。在圖像中勾勒出一種引人入勝的情境，代表一種更崇高的情境、更理想的狀況。如此描繪此情境泯除了情境的特定性，不難想像這則廣告為何能夠吸引我的目光，因為我熱愛健行。我很懷疑那種（遙不可及的）自由會比健行更重要。

照護的邏輯不會以同樣的方式去開發慾望。假設健行這件事剛好在諮詢室被提起，大家不太可能單就此事大聲叫好。有些醫事人員可能就是健行的愛好者；其他人對於病人很熱衷此事，則會盡可能地同理。然而健行在臨床上的特性（也就是在諮詢室裡最重要的特性），就是它本身是運動的方法。運動能增強整體體能，刺激循環，只有少數情況會造成意外。這些理由使得糖尿病護理師常會鼓勵病患運動。是的，她會點頭，健行，是一項非常好的活動。隨之她會警告病人在健走的時候別忘了攜帶充足的食物，因為在運動的當下，肌肉會燃燒糖分，血糖很有可能驟然下降。不因此就不注射胰島素了，因為細胞會同時需要食物和胰島素來產生足夠的血糖以供燃燒。同時請留意：糖尿病會減緩腳上小傷口的癒合速度，因此應該穿著材質良好的襪子來保護雙腳，護理師這麼說。好的鞋子及襪子不是為了好看，而是要使用來保護自己。兩種邏輯喚起注意的事差異甚鉅。對於諮詢室裡的糖尿病護理師來說，健行並不引起美夢的聯想，而是實用性。健行不會讓護理師聯想到自由，而是會跟襪子有關。

在諮詢室的交談中，糖尿病護理師試圖把重心放在像選擇襪子這類的話題上。她們聚焦在日常生活裡無窮無盡的實作細節，這些細節在EuroFlash的廣告裡神祕地缺席了。雖然這則誘人圖像呈現眾人一幅自由的願景，它隱藏了血糖檢測機使用者實際上為了達成登山健行所需要做的所有事情。血糖檢測機並不會自動運作，它依賴使用者的諸多行動。停下腳步，找個地方坐下，將手指清潔乾淨。（衛生紙跑到哪去了？）針刺進你的指頭，在試紙上接好血滴，再把試紙放入機器。等待，然後讀取數值。對此數值做出回應。況且，單單只是測量血糖值是不夠的：隨身攜帶的胰島素要保持在低溫狀態、帶夠足夠的食物、按時進食，但是不要吃得太多。當你覺得疲倦時就休息吧，即使其他人還想繼續健行。跟同伴一起謹慎管理這些事務。「你現在不是應該吃點東西嗎？」「讓我自己來。」倘若你的血糖值變得太低，同伴當中得要有人幫你注射升糖素（glucagon），讓你從昏迷中甦醒。

處理自己無法預測的血糖狀況，並不是件愉快的差事。在健康照護中，沒有人會覺得那是件引人入勝的事。實際上，我們需要很理智地處理這些工作。那些鼓勵病人把自己照顧好的醫事人員，是訴諸於病人的心智，而非他們的慾望。醫事人員解釋，照顧好你自己，無論有多麻煩，都可以延緩糖尿病危險併發症發生。統計數據顯示，血糖管控不良的人，發生失明、動脈阻塞，以及四肢失去知覺等症狀的比例較高，發生的年紀也較早。這類讓人擔憂的預測，更讓人覺得值得試著控制自身的血糖。照護並不吸引人，讓我在此強調，即便是良好的照護也不具吸引力。由於身為病人的你無法把好的照護直接買到手，好像照護是一種不加思索就可以買得到的產品，相反地，你必須主動地投入照護，痛苦地，持續地，並把自己當作照護團隊裡重要成員來參與。這需要做很多努力。然而，也許你會好好接下這些任務，因為併發症帶來的痛苦是更加麻煩。

生活本就不容易，慢性病讓生活更加艱難。照護的邏輯在於了解慢性病帶來的困難，並且據此提出病人應該獲得各種支持（建議、鼓勵、安慰）。但是，提供支持並不是就等於去執行病人想做的事，不意味著順從病人。市場策動某些慾望（例如對於自由的渴望），並且煽動這些慾望，而照護追求的是適度。平衡是個充滿魔力的字眼。「妳並不想真的早點死掉，是吧？也不想要失明吧？」醫師很嚴厲地對某位女士這麼說。這位女士很用心地照顧自己的小孩、丈夫、工作、理想，卻沒有好好照顧自己的血糖。醫師以這種蠻粗暴的方式，想要讓這位女士了解，好好關照自己的重要性。不過，太過努力的自我照護也不是件好事。「最糟的是那些認為自己的血糖值能隨時維持在10 mmol/l（180 mg/dL）以下的病人。幫幫忙啊，醫生，我曾經有一次血糖值高達11 mmol/l（198 mg/dL），他們告訴我。沒錯，你當然多少會有血糖值達到11 mmol/l（198 mg/dL）的時候。不然你以為會怎麼樣？」醫生不會順從那些太執著於自我控制的病人。相反地，他們面對這類病人的擔憂，往往有這樣的回應：「拜託，這些事情就是會發生的，算了啦。」

疾病本來就會使得生命變得不可預期，想要去對抗這樣的不可預期，只會帶來更多的悲慘。這不是一件值得去做的事情。

因此，在照護過程中，我們要召喚的，是我們的心智，而非慾望，但這並非導向理性主義。我們的慾望或許不是理性的，但是就照護的邏輯來說，我們的心智也並非理性。我們的心智充滿了縫隙、矛盾與執念，照護的醫事人員因而努力培養我們的心智，他們提供洞見、詢問一些探索性的問題，或是讓我們安心。醫事人員這樣做，就是希望不要只是反映我們既有的想法，他們希望能夠讓我們更加平衡，也同時給予制衡。他們鼓勵我們好好地照護自己，也避免帶給我們那種可以充分控制的幻覺。各種令人不愉快的差錯，都是可以預期的。在血糖檢測機的廣告上，這種令人不愉快的差錯，沒有存在的空間。行銷來自於誘惑。看吶！想像你自己漫步在山林之中！這都要感謝我們美好的血糖檢測機！在山中健行也可能發生狀況，但這卻從未被提及。總而言之，若有什麼狀況，也不該責怪EuroFlash，說不定你就是唯一失敗的例子？不，連這點也沒有提到。這類恐懼，我們大家都有，包括你我，而市場激起這樣的恐懼。沒有人出面反駁這些。而在良好的照護實作裡，則會明確地討論對於失敗的恐懼。從事照護的醫事人員提醒你，無論統計數據保證了什麼，所有事情都拿不準的，從疾病、到山岳、機器、朋友，到血糖值都難以預測。就盡你所能去做，假使結果並不盡理想，就算了吧，無須把整個世界扛在你的肩膀上。

祈求健康，或是與疾病共生

EuroFlash的廣告動員了人們想要自由的慾望，以達到銷售血糖檢測機給那些「渴望獲得自由的人們」。廣告同時和其他慾望一起運作；想要健行的慾望、想要變得年輕、獲得朋友的慾望，還有想要變得健康的慾望。再看一眼這則廣告：畫面裡沒有出現檢驗試紙、沒有血液、沒有一絲紊亂、沒有任何環節提及疾病。這款設計精美的血糖檢測機看來就像其他「正常的」工具一樣，一如登山杖，能幫助人們在山中行走。健行本身也與「健康」產生連結，且配合方才使用EuroFlash測出5.6 mmol/l（100.8 mg/dL）的血糖值，健行者正是處在最佳狀態。順便問一下，哪一位是EuroFlash廣告裡的使用者？根本看不出來。廣告圖像裡呈現三名健行者，看來都一樣地精神飽滿和活力十足。[10]即使廣告並沒有明白表示EuroFlash會帶來健康，健康仍然在這則圖像中明顯可見。健康看似缺席，其實具體存在，以各種形式呈現出來。[11]

許多糖尿病患者並不會感受到病痛，他們也不該被化約成疾病：生命的富饒絕對遠遠超過一個人的疾病診斷。但是，目前糖尿病（特別是第一型糖尿病）是一種無法治癒也沒辦法擺脫的慢性病，這意味著在血糖機廣告裡訴諸健康的慾望，是操作慾望的驚人做法。比起健康照護諮詢時的憂慮語調，這種廣告或許更讓潛在買家興致勃勃。這裡不是提醒病人要面對長期併發症的悲慘狀態，鼓勵大家理智地好好照護自己，而是引誘病人夢想各種美好的事物：健走、自由、健康！煽動這類美夢，使得消費者只要付得起，商品就能一直賣。畢竟，對於慢性病患者來說，追求健康的慾望是沒有極限的。[12]

良好的照護不只追求改善處境，同時也尊重疾病捉摸不定的特性。讓我們再一次回到糖尿病護理師對詹森太太解釋如何扎針取血的場景。這個場景是典型的照護方式，試圖馴服疾病，但又沒有否定疾病的存在。「你應該像這樣握住這根針，對，非常好。現在請你戳這個地方，就是你指腹的地方，千萬不要扎在指尖，請戳在指腹這裡，沒錯，就是那裡。」詹森太太學習如何測量自身血糖值，以避免、或至少延緩糖尿病的併發症出現。其中一項併發症是失明，測量血糖的意義在於預防失明。但是從第一天開始，詹森太太學到的並不是將針扎在指尖，而是指腹的地方。這樣做的原因是，如果有人無論多努力，還是真的失明了，他們會需要使用指尖頂端，來感受周遭的世界。因此，當人們學習如何扎針的時候，是帶著對健康的希望，也同時包含對疾病的接納。你要學習扎針的方法，才能盡可能地維持健康狀態。但是，實際上你也預期有可能會有併發症，包含失明在內，因而尊重疾病有時捉摸不定的事實。

在照護的邏輯裡，提出一些太過夢幻的承諾，在專業上很不道德。很誘人，或許，但這是錯的。「這很困難，」受訪的一位醫師承認。「你必須要求人們去做一些無敵困難的事情，無時無刻地監控自己，持續地盡最大努力以維持低血糖。你補充說，這是為了之後的生活，因為血糖值為12 mmol/l（216 mg/dL）到

15 mmol/l（270 mg/dL）之間的時候，感覺還好，甚至數值更高一點，也都還可以接受。然後他們會在等候室看到某個腿部已經截肢的人。非常可怕。非常非常可怕。所以接著他們會問我：『醫生，如果我非常努力，這是不是就不會發生在我身上？』但我不能給予任何保證。你永遠不知道什麼會發生在他們身上。」疾病難以捉摸，所以好醫師並不會掛什麼保證，唯一確定的是：最終，你將死去。這個時刻何時會來臨，大家都不同，但確定的是，終究都會發生。一旦醫療干預無法再發揮作用，你的醫生可能會說：我很抱歉，但已經沒有什麼我可以做的了。即便你沒有失去對生命的想望，從此刻開始，你也許還會得到支持與同情，但是，英雄式的奮戰行動已被拋棄了。[13]在照護的邏輯裡，行動主義有其極限。這情況與選擇的邏輯是另一巨大差異：在市場上，幾乎所有事物皆可被交易，然而，要限制無用的交易，卻沒什麼辦法。要怎麼在市場上表達「已經沒有什麼我可以做的了」?「沒有」是很難賣的。

放手的行動者

選擇的邏輯指涉的是，那些尋求救助的「消費者」，而非還在使用「病人」這個傳統說法的人；「病人」在詞源學上與「被動」有關。在選擇的邏輯裡，我們被稱為「照護園地的消費者」。就像其他消費者一樣，患有糖尿病的人們受邀進入市場，購買大家覺得有吸引力的產品：胰島素、儀器、關注。相反地，在照護的邏輯裡，尋求幫助的人們有很好的理由被稱為「病人」：他們是受苦的人。病人帶著不是自己意願的疾病而活著。但這並不意味著照護的邏輯讓病人變得被動，恰恰相反，各類照護活動在醫師、護理師、機器、藥物、針管等各種行動者之間轉移，在這個過程中，病人也需要付出非常多心力。他們要去進食、飲水、注射、測量以及（或者）投入運動當中。他們進行照護。

把病人稱為「消費者」之際，選擇的邏輯開啟了絢爛奪目的全景視野。從山頂看過去，不見任何苦痛，市場的語言只存在正面的語彙。即將販售的產品必須具有吸引力；它們被稱為「好東西」(goods)，意涵清楚，沒想要客觀中立。反之，照護的邏輯，一開始就是負面的事情：你希望你根本沒得到糖尿病。而且一旦你得了，將永遠無法恢復健康。但是遙不可及的健康這種現實，不表示你就應該放棄追求健康。照護的邏輯試圖讓我們成為主動的病人，一種有彈性及韌性的行動者，透過照護，在疾病狀態所允許的範圍內，盡可能維持健康。照護團隊投入的活動結果是無法確定的，疾病是無法預期的，因此，照護的藝術是去行動，而不是追求掌控。在堅持的同時也釋懷地放手。照護就是：無論你身在何處，只要你有需要，就找個地方坐下來，將針扎進你的指面，擠出幾滴血來，把試紙放入機器，然後等待結果從螢幕上顯示出來*。

＊譯註：本章中，作者分別在三個段落描繪了檢測血糖的過程：首先使用採血針取血，接著將血放上試紙，再將試紙放入機器，等待螢幕隨後顯示的血糖數值。然而，包含美國、澳洲及台灣等地，醫事人員實作與網路上的測血糖教學，會先把試紙妥善的插進去血糖機，等著機器顯示「功能正常」，表示可以開始檢測，患者才會消毒手指，謹慎扎針採血，再把指頭上的小血滴輕輕地靠近試紙，餵給試紙，然後五秒鐘數值就會出現。根據本書譯者蕭昭君的經驗，台灣及美國的公衛護士都是這樣教學，而台灣的護士也是以此方式替病患測血糖。

CHAPTER

3

公民和身體

在市場機制裡，病人被稱作顧客；在國家政治裡，我們被稱作公民。就像顧客，公民可以自己做選擇，但是這兩種「選擇的邏輯」很不一樣。顧客在市場購買商品，公民最主要是透過與國家的關係而被定義。在自由民主政體，公民支撐著國家，集體掌理事務。我們常是透過久久一次的選舉，選出代表，讓他們負責日常的治理工作。但是公民身分不僅規範了國家事務，也形塑了人民之間的特定關係。民法以契約的概念來框架人民（法律上稱為公民）之間的關係，涉及其中的各方要遵守各自的權利與義務。過去幾十年，多數西方國家開始施行保障病人的相關法律，將病人與醫療照顧專業者之間的關係，當作是公民間的關係來加以配置。根據這類法律，病人進入診間，就有如與診間的那位醫療專業人員簽訂了一份契約；而當醫療專業人員同意協助這位病人時，也等於進入了這份契約關係。[1]

這些保障病人的法規，力圖終結醫療專業對於病人的支配，如同歷史上封建領主對於農奴的父權家長式支配。在家父長制的社會裡，照護與統治是並行的。在「選擇的邏輯」裡，不管醫生的家父長式照護是否充滿善意，只由他們決定什麼治療對病人才是好的，這樣的權力關係不該再存在。就如同發生在農奴身上的情況，病患也該解放成公民。解放帶來平等。根據病患相關法規，病人有義務向治療他的醫療專業人員，告知所患疾病的所有實情。醫療專業人員則必須尊重，是病人主動委託他們提供協助。現在在荷蘭（和在其他西方國家），醫療專業人員有法律上的義務，允許病人參與診斷與治療過程的決定。他們必須為病人提供資訊，詢問他們想要的選擇。有些情境，他們只能在病患很明確地表示同意時，才能有所行動，如果有不同的選項，病人有權利從其他的選項中做選擇。

就民法版本的「選擇的邏輯」而言，診間的醫療專業人員並非對病患銷售產品。相反地，這份關係是以契約形式而建立的。這份契約摒棄了醫學權威，尊崇醫師（與其他醫事人員）和病人的對等關係。醫療專業人員和病人有不同的角色，契約也對雙方有不同的要求，但是雙方都是民法上的行動者。你可能會想，會有人懷疑這不是件好事嗎？難道作者要倡議我們回到家父長制權威？這當然不是我想要的。這一章我想討論的是，把診間的病人視為公民，可能沒有表面看來那麼美好，這不是因為，醫生（護士、營養師、復健師等）最瞭解疾病的狀況。我質疑民法版本的「選擇的邏輯」，並不是在唱衰病患的解放，我其實是要超越這一點。

解放當然比壓迫來得好，但這種理想有其限制。我們從婦女運動中學到，追求男女之間的平等，意味著女人被「允許」可以像男人一樣，只要實際上可行的話。不管這聽起來多好，這還是暗示著「男人」還是標準。甚至，在實際操作有所限制的狀況下，女人永遠不可能像男人一樣。於是，在婦女運動中，解放行動加入了女性主義的策略。女性主義不是要把女人變成男人，而是攪動男女這兩種範疇，質疑何謂女人與男人的定義，並且挑戰陽剛氣質的標準。我的建議是，病患運動也可以做類似的事。我們類比女性主義，也許可以創造一個詞叫做病患主義（patientism），雖然這不是最好的用詞（請各位讀者想出一個更好的詞句）。這個詞的重點在於，如果在診間的病人，在實際可能的狀況下，能被視為公民的話，那麼公民身分就會變成是診間的標準。剛開始，也許覺得這看起來不錯，畢竟公民不會被家父長制的統治者指揮管理，民法契約的概念明定公民掌管自己的生活。但是如果進一步檢視，會發現這樣的界定忽略了什麼：公民不會被自己的身體所困擾，但是病人會。[2]

在第二章，我用了一個廣告來拆解病人與消費者的不同，在這一章中，我不會使用單一「病人—公民」圖像，作為診間諸多故事的對照點。我關切的是，根據一般對公民的定義，公民是不會被其身體所困擾。而我要探索公民的定義。「公民」一詞在西方政治理論史上，曾經有不同的界定。讓我在此稍稍離題，介紹（很粗淺地！）歷史上「公民」的三個變體，這些與我們當代對「公民」的理解仍然是相關的。這些界定的共同點在於，公民的身體不會干擾自己的計劃。按照一般定義，公民必須是能控制、馴服、甚至超越自己身體的人。公民們擁有自己做決定的能力，都是歸功於器官的健康（或沉默）。[3]然而這也意味著，只有在能控制、馴服、超越自己的身體時，才夠格成為公民。疾病會干擾這種狀況。於是，「病人－公民」必須排除自己的一部分。作為一個病人，你只能期許自己是以健康的那一部分，成為公民，而不是以完整、全部的自己。

民法版本下的「選擇的邏輯」，身體必須退居其次。不管解放聽起來如何動人，身體的臣服是病人必須付出的重大代價。難道沒有可能儘管疾病在身，病人還是被認真對待的呢？這就是所謂的病患主義：不追求「病人」與「健康人」一樣的平等，但是試圖建立一種與疾病（而非正常）共存的生活，並以此為標準。病患主義強調：人類共同的命運就是來自塵、歸於土。雖然公民身分要求我們控制、壓制、甚至捨棄自己的身體，病患主義則是想方設法善待我們的身體、讓身體好好存在、受到滋養。哪裡可以發現這些作法？也許那些相信父權的醫療專業都是在壓迫病人的人，會覺得在解放病人後還要另外想方設法是很奇怪的事，不過我們的確可以在診間發現不少細心關照身體的操作方法。[4]這些方法還有很多地方需要改進，病患主義還有很長的路要走，而從診間照護學到的東西，會遠比寫在醫病法規中的規則與規範來得更多。以下我會呈現三種「公民－身體」的理論框架，然後對應照護實作裡的小故事，來了解「照護的邏輯」如何調和肉體的、脆弱的、終將一死的身體。

控制或是關注

當代「公民」一詞的第一層意涵，來自於希臘的政治理論。希臘城邦不是由專制君主掌控，而是由一群自由民共同治理。如果要做出重要決定，這些自由民會聚集在城市的公共廣場（agora），這些自由民也會與那些侵略城市的外來者戰鬥。他們的行動能力來自於自由意志與強健的身體。[5] 現今留下的這些強健英雄雕像，在光滑亮澤的皮膚下，明顯可見那精細磨造的肌肉。從希臘公民的角度來說，對於身體的控制就等於對肌肉的控制。當然並非所有的肌肉都可以自主運動，像是心臟或是腸管的肌肉。但是作為希臘市民，你必須訓練自己，達到透過意志就能掌控隨意肌。如此你才不會成為另一個人的傀儡，也就是奴隸。一個自由人得以從他的決策中心掌控世界，就如同他能掌控自己的肌肉一般。

談到糖尿病時，「控制」這個字，常用來說明病人試圖透過外在方式來穩定血糖。但「控制」這個詞會誤導人，因為注意一個人的新陳代謝，跟控制一個人的肌肉，並不相像。事實是，身體的每個細胞都在燃燒血糖，這個過程不能從身體的某控制中心來引導。即使是沒有糖尿病的身體，也無法從身體內部或外部進行隨意的控制。太多變項影響這個過程，所以無法完全控制，許多非預期的狀況總是會發生。學習如何讓身體達到新陳代謝的平衡狀態，這過程並不像強化肌肉或是堅定意志，而是要去學習留意身體。得了糖尿病又想好好生活，病患需要敏感度與機動性。觀察正在發生的狀況，然後及時回應，隨時調適。

要能做到這點，你必須善於與周遭環境連結。希臘戰士肌肉強健的身體是由皮膚所隔絕，而糖尿病患的身體，從體外攝取食物與液體，進行新陳代謝，然後排泄。他的身體不是完全隔絕於外物，而是會與外界交換物質。幾分鐘前，蘋果還在水果盤中，現在你咬了一口、開始咀嚼、吞嚥，然後你的身體開始消化這顆蘋果。幾分鐘前，水還在玻璃杯中，現在水開始被你的腸道所吸收、稀釋你的血液，之後，血液又在你的腎臟變濃。這些界限並不是完全開放的。腸道壁可以讓碳水化合物通過，但卻會阻擋細菌；肺的薄壁組織可以讓氧氣進入，卻隔絕煙塵顆粒；尿素經腎臟排出，蛋白質則不是如此。一個進行新陳代謝的身體，其界限不是完全封閉或是完全開放，而是半穿透的。這不是透過單一中心來決定哪些物質可以穿透器官的界限，哪些物質不行。這些都需要留意，如果你有糖尿病，就必須更注意這些事。有糖尿病的身體並不是默默地調節自身的糖類攝取，你必須積極地去平衡從豆子、麵包、蘋果等食物中得到的熱量，你消耗的熱量、還有你打進的胰島素這三者。你必須注射胰島素。[6]

對希臘的自由民而言，飲食是私下做的事。女人和奴隸準備三餐，這些男人吃飽後，就離開家到城市的廣場和其他男人討論公共事務。對比之下，有糖尿病的人，他們的新陳代謝並非私事，而具有公共性。這並不只是說，他們的食物來自他處，經過種植、運輸、採買、清洗、烹調才到餐桌上。雖然有些食物是他們自己處理的，也有一部分是他人處理，例如家人、朋友或其他藉此維生的人，這些都跟我們一樣。不過有糖尿病的人，他們的新陳代謝還依賴身體之外的因素。一九五〇年代，當胰島素的工業生產還剛開始時，荷蘭的糖尿病人總是說：「我的胰腺在歐思市。」歐思市是生技公司歐加農（Organon）的工廠所在地，專門生產胰島素。

當一個人所需的胰島素是在體外生產，它如何進到身體內呢？如果胰島素是用吃的方式進入，它會在腸道就被分解，而這是我們不希望發生的，所以胰島素必須經由皮下注射。護士說：「艾札力太太，我現在幫你注射胰島素。明天要換你自己打喔。所以請看一下我怎麼做。別擔心，這不會很痛。你看，這不就打完了。不是很難嘛，對不對？」胰島素要用針筒注射。相較於傳統的注射器，現在的針筒算是小了。針筒連接的那個裝置被稱作「筆」（儘管產品已經大幅改進，稱之為「筆」還是太過美化了）。哈洛德．李說：「一開始我總是躲起來注射胰島素。不過現在我不這麼做了。不管在哪裡，我都可以用這看似筆的裝置，這讓整個過程容易許多，只要直接打進去就可以了。當我在餐廳時，我可以說，『各位，我需要打個針』。或是什麼都不用說，直接打就是了。」這筆狀的注射器的確比較方便，但使用起來還是有些麻煩，你需要隨時留意。沒有糖尿病的人其身體會自動完成的事，對有糖尿病的人來說，都得透過身體外的動作才能做到。訪談者問：「你會不會覺得那根筆形的注射器很惱人？」譚加・楚得今說：「不，不會啊。我的生活都仰賴它。我常常注射，所以現在已經習慣了。那支筆形注射器已經變成我的一部分了。」就像胰島素透過注射，成為糖尿病人身體的一部分，那一再被使用的筆形注射器，也變成病人自我的一部分。相較於之前令人害怕的注射筒，現在這種輕便的注射器更容易跟病患合成一體。這是為什麼這設計過的筆形注射器是一大改進，因為病人可以在餐廳吃飯時，把這注射器秀給大家看，而無需掩飾需要這個注射器的自己。

身體會延展到遠方的小鎮，筆形注射器也成為病人的一部分。新陳代謝因此不僅只是一個生理的過程，同時提供了一種模式，解釋我們如何成為一個行動者。希臘公民從身體的中心，控制自己的肌肉與運動，他的身體被皮膚隔絕起來，不受外界影響。如果他學會控制自己，就不會陷入敵人之手，也不會淪落為奴隸。新陳代謝中的行動者不需要像希臘公民一樣，擔心成為其他人手中的傀儡，因為沒人能夠抓住那條控制的絲線。不過新陳代謝行動者面臨另一個風險：他們可能會因熱量過度消耗而崩解。想要避免這樣的命運，他們必須很小心地保持能量的平衡。維持新陳代謝的均衡，並不能依賴身體的控制中心或是堅強的意志，而是要靠那些分散的、體內體外的各因素協調。這是「照護的邏輯」所關心的。照護不是控制，更不是壓迫。照護並不涉及讓人保持自由或是將某個人變成奴隸。照護所關心的是身體內部的均衡，還有脆弱的身體與複雜環境之間的流動。

調伏或是滋養

當代「公民」一詞的第二層意涵，指的是布爾喬亞資產階級，一個被標示為受過文明洗禮的人。對於資產階級，身體的控制很重要，發達的肌肉與體力則不是重點。文明的公民不需要能掌控他們的生理行動，但他們必須能調伏自己的激情。[7] 基督教認為激情是一種色慾，任由色慾引導一個人的行為是一種惡。一個好的基督徒必須要調伏內在的野獸。當政治哲學家開始將公民定義為那些能夠掌控自己的人、不需要領主統治時，他們不再討論「罪」。然而，激情還是需要被調伏的，因為激情會蒙蔽我們理性思考的能力。當人們被各自的激情所掌理，或是失去理性時，他們變得自私。這意味著大家無法建立起「共同的善」，也無法解決彼此間的衝突，甚至因此而爭鬥。只要人民處在太激情的狀態，他們就會需要一個高於其上的權威來終結彼此的衝突。能夠調伏個人激情的能力，是自治的前提，也定義了布爾喬亞資產階級。

當哲學家在討論什麼是激情時，禮儀書則談論着控制內心的獸性。公民們請注意，不可以打嗝、放屁、醉醺醺地胡言亂語或揮舞刀具。當你拜訪公共空間時，把你的武器留在家中。只向痰盂吐痰。在每日的練習中，身體行為都得控制得宜。[8]一個被妥善馴服的身體，其特點就是別人感受不到這身體的存在。迄今還有這些禮儀的痕跡。舉個展現公民身分的典型例子：公開的會議。會議前，我們安靜地入座，當會議進行中，你不會拖著腳走路、煩躁不安、打哈欠、睡覺、尖叫或是搔癢。身體要能夠延遲對食物、飲料、上廁所（更不用說，還有性欲）的需求。會議需要我們的身體出席現場，但是我們的身體又必須同時是缺席的，才不會影響會議進行。

在診間的病人訴說開會是一件多麼困難的事。開會的不成文要求，對所有人而言，都是困難的，但是對於較為吃力的身體更是困難。海涅特．提斯翠對她的醫生說道：「我的新工作還不錯，但是並不輕鬆。其實工作的內容不是問題，比較麻煩的是那些開超久的會議。我開始覺得血糖變低，但是我不知道該如何處理。我不想在開會時吃東西，那會很奇怪，沒有人在這些會議上吃東西的。也許我該離開會場，到廁所去測一下我是不是真的血糖過低，但這樣離開也很奇怪。畢竟都沒人離開會場，大家都原位不動。我最害怕的是自己在會議中變成低血糖症，我超不想在會議中說出奇怪的話來。」低血糖狀況下的身體會發生行為失控，有可能會說些讓人不愉快、侵略性的話語，甚至開始咒罵。旁觀者可能會將這樣的行為失檢，歸因於你的病而原諒你。但是之後他們會認真對待你這個同事嗎？你也不知道。所以在開會時，大家都想避免低血糖症。然而，在此同時，你又不該去做那些確保不會造成低血糖症的事。文明的身體要順從會議的議程，而進食、離席、測量血糖這些行為，都不在開會程序之列。

對比之下，在診間的身體不用保持沉默，而是發聲的必要條件，是這個實存的身體在說話。從生理角度來看，說話不是一件簡單的任務，它必須有些條件：

嘴巴沒有太乾、能夠順暢呼吸、夠高的血糖值。這些讓人可以說話的身體條件，並不是現成就有的。身體需要照護，有時候是特別的照護，而在診間才能被注意到這些所需的照護。在診間的對話，不是關於會議中大家談話的內容；在診間著重的是能夠讓人好好說話、講話有條理所仰賴的生理能力。海涅特．提斯翠和她的醫師一起檢視如何能夠順利參與會議。他們認為，海涅特可能在會議開始前就該吃些東西，或是海涅特的同事應該要習慣她有時會需要離開座位，或是她應該讓大家知道她有低血糖的問題，或是這也許不妥，因為同事可能會對她的病產生奇怪的反應。在診療間，問題變成是海涅特．提斯翠該如何認真地照顧身體，好讓她在會議中發言時，會被認真對待。

在診療間，身體並不是哲學家所重視的、是心靈存在的前提，身體是用來過日子的，而且理想狀態是好好過日子。受文明薰陶的公民必須調伏自己的激情，但在診療間的病人並不受這樣的要求。激情與慾望有什麼不對呢？在「照護的邏輯」下，這並沒有不對。愉悅並沒有比較低下，趁著還活著，就該好好享受生活！這些話聽起來很怪，特別是在糖尿病照顧的脈絡下，畢竟有糖尿病的人都被鼓勵要節制。注意血糖是否穩定，經常意味著這些病人必須限制身體享受某些愉悅。偶爾來一瓶啤酒還可以，但是不能變成習慣，也不能多喝。一片蛋糕就要滿足了，即使派對還在進行中。有糖尿病的人不只在會議中要約束自我，去酒吧、生日派對或是其他那些會以分享食物與飲料為主的聚會，也都要自我約束。不管這有多困難，這都跟禁慾主義無關。從照顧的角度，並不是因為啤酒、蛋糕或其他東西帶給身體愉悅所以不好，而是因為這些東西讓血糖升高，讓你接下來無法好好享受生命。如果你現在縱容自己，不用太久就會得到併發症。你有可能因此失明或無法走路，你甚至可能會死。最好是要避免，至少是延緩這些併發症的發生，這樣你才能過久一點的好日子。以「照護的邏輯」而言，為了得到生活中某些令人愉快的事，是有必要放棄其他的愉悅。但愉悅本身不是問題。

在診療間，糖尿病患訴說，要遵照療程的規定有多麼困難。他們會說：「醫生，我違反了醫囑。」偶而，醫師會慎重地譴責病人這些違反要求的行為，但是好的醫療專業人員不會一直說教。他們會很冷靜地回應病人：「人不可能一直處在這樣緊繃的狀態。」在診療間中，讓自己愉快不是什麼罪，也不會被看不起。

以性為例，在糖尿病的診所裡，談到性的時候，都在討論如何增進病人的性生活，像是跟愉悅、享受還有高潮的主題。糖尿病者在房事上也會面臨挑戰。有些人在做愛時會發生低血糖症（他們很怕下次又這樣），有些罹患糖尿病的男人會擔心自己無法勃起（比他們原本預期的發生歲數提早許多）。當自己有糖尿病，而另一半覺得無法處理各種複雜狀況，兩人關係就會變得很難維持。在這些情況下，好的醫療專業人員會跟病人談論該如何改善狀況。誰能夠在哪些事情上做些改變？要如何才能好好生活？性的愉悅，對於糖尿病的照護並不是問題。問題在於出狀況的血糖指數，或是缺少愉悅的生活。

事情不會都很順遂，總會出現些狀況，醫生和病人常常自嘲那些無力回天或是混亂出錯的情況。所以你是不是喝了三罐啤酒？派對的那晚你是不是整晚沒睡，而且忘記在什麼時候注射了多少劑量的胰島素？這些都是常態，事情常常就是這樣發生了。但是如果病人真的太不在意，醫生就會變得嚴肅起來。他們不會跟病人說：「你這樣很丟臉。」因為這樣只會帶來自我譴責，無助於讓病人學會好好照護自己。教訓人是沒什麼幫助的。這些醫師會說：「啊，這狀況不太好，發生了什麼事？」「什麼事情困擾你？」這類對話的效果，在於讓病人說出困難所在，並能讓大家討論那些阻礙他們好好照顧自己的原因，最終目的是要改善狀況。健康照顧真的跟我們生活中的所有細節相互交織。照護的目的是試圖要讓我們的身體恢復正常，但是健康照顧並不蔑視身體。[9]照護這件事，很少壓抑我們的身體，而常是關於珍惜身體。

固著不變或是生氣蓬勃

政治理論裡的公民，指的是希臘人或是受文明薰陶的人，不過，還有第三種公民，就是受過啓蒙的人。受啓蒙的公民擁有自由的靈魂，有能力做批判性的判斷，能夠成功地擺脫俗世現象的羈絆，包括他的身體。所以他不是藉由控制自己的身體，而是因為能擺脫、超越自己的身體，才成為公民。就像那些以康德為典範的哲學家們，受啓蒙的公民將自己從純粹的現象脫身而出，轉而從反思的距離來傳達自己對這個世界的規範性判斷。那些被痛所壓倒、因為恐懼而顫抖、擔心自己會死、或是擔心自己血糖過低的人，是無法成為受啓蒙的公民。令人困擾的身體狀況，會把人困在身體裡面。只有當他脫離肉身的限制，啓蒙的公民才能成為自由的心靈，有能力自主地做出判斷。10

啓蒙公民的身體運作，因果分明，井然有序。身體是自然的一部分，而各科學以決定論式的規劃，逐步掌握現實，也以此解釋所有涉及生理的事物。當代哲學家所歌頌的自由精神，與當代科學所瞭解的「決定論的身體」，組成一對怪異的拍檔。當政治哲學創造了「啓蒙的公民」這樣的概念，自然哲學卻在實驗室裡測試身體的各種功能。科學家讓狗聞到肉味，然後在牠們吃到肉之前就打開牠們的胃，或是在胃開個小洞讓胃液得以從管子流出，藉此過程，科學家發現身體聞到食物後會分泌胃液。藉由移除一群健康的狗的胰腺，觀察到牠們立刻罹患糖尿病，科學家因此發現當血糖濃度增加時，胰腺就會分泌胰島素。這些發現以一種因果關係的形式呈現。身體裡血糖濃度增加，導致身體分泌胰島素，促使細胞吸收糖。相對地，身體裡的血糖濃度降低，身體就會分泌升糖素，繼而釋放糖，提高血糖濃度。這樣的因果鏈，讓人覺得這些過程都是不可避免的。所有發生的狀況，都有原因可以拿來加以解釋。[11]

目前的醫學是立基於自然科學，所以你可能會覺得，決定論式的、因果論的身體觀在臨床上，具有極大影響力。如果這樣的身體觀是事實，那麼在診療間籲求實踐公民權，就滿有道理。畢竟當一個人可以選擇成為一個自由的靈魂時，誰還想被簡化成一個失去自由的身體？然而，在臨床的情況下，身體真的該被當成是因果鏈嗎？有沒有可能身體未必是這樣運作呢？或許這「因果原則的身體」，是隨著公民權的理想，而被引介到診療現場的？在照護的實作中，身體從來不是人們可以逃離的對象，也不該這樣發展；身體是被愛護的。若是涉及處理疾病，身體也很少被簡化對待。照護的邏輯認為，血肉之軀並非一成不變的決定論式存在。在診療間，我們雖然使用自然科學的知識，但這些知識卻有了新的任務：不是去解釋世界到底是什麼樣子，而是要去建議什麼是該做的事，然後回答實用上的問題。[12]

在診療間，醫師會問道：「艾札力太太，你平常喝多少水？」艾札力太太說她一天喝四公升的水。這份量算是相當多。不過，醫師不是去管喝太多水會造成什麼問題，而是把這當成是糖尿病的病徵。重點也不只是了解艾札力太太喝太多水的情況下身體的運作，而是要看醫師和艾札力太太可以一起做些什麼，來處理喝太多水的狀況。相較於單純接受身體的因果運作，照護的邏輯努力介入病人身體的生活實況。病理生理學會解釋，缺乏胰島素將導致死亡，但是在診療間，醫師和病人更關切的是如何活下來。醫師會拿出一些表格，勾一些選項。當門診結束，艾札力太太走到實驗室，把裝有尿液的小罐子交給技術員。另一名技術員幫她抽血，將血裝進不同的試管中，然後在這些罐子和試管上貼標籤。啟動機器來測量相關指標參數，看看這些指標參數是否不正常，如果指標不正常，就必須採取治療措施。在「照護的邏輯」下，身體不是困在因果鏈中，而是鑲嵌在治療實作裡。

因此，在診療間裡，重要的不是身體的自然運作法則，而是如何技術性介入身體。治療是照護實作的起點。即使是調查事實以瞭解身體內部狀況，都需要仰賴介入的手段。教科書裡的因果模型，可能會提到血糖標準，彷彿它是給定的事實；不過在診療間，沒有任何事是給定的。第一，血糖標準需要檢測才能得知，這需要有檢測的機器、操作機器的人、新鮮的血液、還有願意提供血液的人。身體呈現的訊息能夠條理分明，是仰賴於檢驗的實作。教科書可能對這些實作略而不談，但在診療室裡，這些實作成了主角。檢查是必須被執行的，沒執行就不知道結果。值得花費心力（成本、風險）去做檢查嗎？在診間，「要不要檢查」這個問題，總是出現於檢查得來的事實之前。

在診療間裡的身體，並不是因果分明的整體。身體不是一個被檢驗與治療的被動對象。在照護的邏輯，身體是主動的，也非得是主動的。只有當艾札力太太把尿液交給技術員，技術員才能測知尿中是否有糖。對照那些病人拒絕接受檢查的罕見情況，我們可以清楚看到大部分的病人都努力參與照護的過程。病人們盡心盡力地與技術員和護理人員合作，主動跟他們學習所需知識。幾個禮拜後，艾札力太太就可以自己注射胰島素了。如果一切順利，她很快就學會刺手指一針，來量血糖指數。如果視力還可以的話，自己就能讀出小監測儀上的數字。涉及照護邏輯的身體，跟那種病人被限縮的身體是不同的。照顧好自己也是生理能力的一部分，這需要我們去教育與訓練自己的身體。當一個照護糖尿病患的護理人員在教艾札力太太如何注射胰島素時（「就這樣握住這支筆形注射器，然後用另一隻手握住自己的皮膚，非常好」），她並沒有將艾札力太太簡化為一具軀體，而是教導艾札力太太關於身體的技能，讓她可以好好地活著。[13]

為了要生存下去，身體不能只是按照因果定律來運作，身體必須行動。我們的行動需要我們的身體，我們甚至也需要身體來做出一些判斷。但是這樣說好像又不太對，「做判斷」是一種能力，只有當自由的心靈能夠擺脫肉體的限制時，才能得到的能力。一名積極病人的行為，或許該稱為「領會」（appreciating）。海涅特．提斯翠懷疑自己血糖降低，並不是因為她不受身體所限，恰巧相反的是，因為她從身體內部覺得發昏、頭暈、急躁。如果有糖尿病的人，能夠覺察到低血糖症要發作前的早期徵狀，通常不是因為他超越了自己的身體，而是因為他身居其中。這種內在感知力，是一種能因訓練而得到的、很吸引人的技能（如果你的糖尿病不會嚴重影響到感知功能）。「領會」涉及身體，但是不會平白就這樣發生在身體，相反地，「領會」來自病人的能力與努力。[14]對於醫療專業人員，也是如此。臨床醫師開始使用機器之前的年代，他們是用自己的感官能力來診斷。他們注意病人的姿勢、肌肉的色澤與淤青，也聽出病人聲調裡的難受或是呼吸困難的徵兆，用心去感覺病人的脈搏和腫塊，或是聞出新陳代謝的失調。[15] 護理人員會摸着艾札力太太過去一週注射胰島素的地方，去瞭解那附近的皮膚是否變硬了些。醫師跟下一名病人握手，發現他的手有點粘溼，會問他：「你還好嗎？」我們不是透過抗拒身體來從事照護，而是和身體一起。

「誰來主導」或是「該做什麼」

醫療照顧納進「選擇的邏輯」，是希望病人免於醫療專業家父長式的支配，但是，醫療專業人員畢竟不是封建領主；有些情況下，他們擁有很大權力，這種情況主要是因為法律。法律要求醫療專業者決定哪些人因為瘋狂而無法成為正常運作的公民，因此需要住進封閉式病房。法律也要求患有傳染性疾病的人，在某些情況下必須接受藥物治療，即使這會違背個人的意願。在很多國家，法律甚至要求醫師簽署文件，明確保證有糖尿病的人是否有能力開車。即使如此，國家支配與醫學控制兩者結合的情況並不多見。很多時候，醫療專業在診間面對病患，未必擁有太多的權力。開胰島素給艾札力太太的醫生，沒有辦法強制她一回家就注射胰島素。人們違反法律會得到懲罰，但是沒有遵照醫囑卻極少因此得到制裁。[16]不過沒有遵照醫囑會產生其他問題。如果艾札力太太或其他第一型糖尿病患者沒有按時注射胰島素，他們身體會變差，甚至面臨死亡的威脅。如果她一口氣把冰箱裡的胰島素都打進身體，結果更糟。沒人能阻止她。然而病人很少不去注射胰島素或是過量注射，這並不是因為他們被醫師強迫，而是他們不想死，他們都想活下去。想活下去是這些病人去看醫生的主要原因。他們生病了，不管醫生與護士能不能幫上忙，總是病人在承受糖尿病帶來的病痛。

如果你患有可能會致命的疾病（如糖尿病），然後有像胰島素這樣的藥物可以讓你活久一點，你會怎麼做？大部分病人會說，「我會注射，因為我沒有選擇。」但是這種缺乏選擇，需要的不是解放。因為病患覺得不自由，並不是因為他們受制於某些權威的勢力，實際的情況是，面對死亡是沒有其他選擇的。罹患糖尿病的生活很辛苦，但畢竟還是活著，甚至有很多方式可以活得不錯。這是病人想要的。在這樣的情況下，他們第一個考慮的不是由誰做主，而是該做什麼？如何生活？身體固然脆弱，但也能體驗愉悅，如何跟自己這樣的身體共同生活？公民需要控制、馴服、超越他們的身體，才得以行使選擇。病人則必須找到照顧、滋養、享受他們身體的方式，才能過美好的生活，所有的提問都隨此而生：哪些是該做的？哪些就算了？哪些結果值得哪些努力？更重要的是，哪些是可以做到的？公民權是一種對於自主能力的慶祝，病患主義則是探索如何在生病狀態下好好生活，如果狀況有所改變，一切就得從頭開始。糖尿病是慢性病，探索如何好好生活，也得慢慢來。

CHAPTER

4

管理vs.修補

「選擇的邏輯」當中有兩種類型：市場型把病患當做顧客，公民型則把病患打造成公民。第一種類型並沒有想要了解疾病，第二種類型則要我們控制身體，而非滋養身體。這兩者共通之處，目前還沒有被搞得很明白，這涉及對於科學知識、醫療技術、與專業人員任務有何特定的了解。在選擇的邏輯中，科學知識被當成是事實的大匯集，累積愈多，確定性就逐漸增加。專業人員應當知道這些事實，最好還能增進一些事實。在適當時刻，專業人員應該要把這些事實傳遞給常民，畢竟提供資訊就是任務所在。把相關的事實攤開來，就有人必須對各種可能的行動方案進行評比：哪個可能比較好？注射針還是幫浦？調節的方式要嚴格還是普通？這種胰島素還是另一種？一旦下了決定，提供或者執行這個選定的技術，就又成為了專業人員的任務。做決定需要平衡各種價值，所以並沒有理由一定要由醫生或者護理人員來做。既然治療干預的是病患的人生，當然也應該考量病患的價值。在這種框架下，事情似乎就非得如此運作不可。在選擇的邏輯當中，一切就是如此！但是以照護的邏輯來說，情況則不然。

我在本章會試著闡述，在照護的邏輯中，科學知識與醫療技術如何運作。這件事情之所以困難，在於探討知識與技術時，幾乎都是用理性主義的概念庫來作為討論框架。醫師、護理人員、病患、大多數的管理人員、研究者、以及政策制定者，如果看到我上面寫的專業運作方式，大多都會點頭稱是。沒錯，事情是這樣運作的，或者說應該如此運作。然而，如果探問這些人，有些人也可能說出一些跟理性主義圖像並不相符的故事。故事非常複雜，事實與價值交織在一起。故事令人驚訝，技術沒有如預期發揮作用。故事有著神奇的轉折，根本難以理解。通常，這些複雜的狀況都被當成來亂的，令人感到紛擾。平常的作法無法達到理論上的理想狀況，這是混亂的徵象。然而，這些失敗的情況，並不能就此質疑這些理論上的理想狀況。不過，這樣真的對嗎？條理分明的理論提出科技的方法，而諮詢室裡面的實作卻複雜紛亂得多，面對這種落差，臨床醫事人員應該覺得尷尬嗎？管理者對醫護人員「不守規矩」表示鄙夷，這恰當嗎？也許不。也許我們應該近距離地探查，診間裡到底發生了什麼事，然後思考如何修正我們對於科學知識、醫療技術與健康照護專業人員任務的理解方式吧。因為在照護的邏輯裡，這些都另有一番道理。[1]

提供訊息的事實或是目標值*

在糖尿病門診的諮詢室裡，醫師跟病患彼此面對面。佐馬先生最近才剛被

* 譯註：原文為informative facts and target value。依照內文意思，value在此兼有數值與價值兩種意思，也就是糖尿病患者治療中可能碰到或者設定的治療目標，往往是一個實驗室檢測的數值（如血糖），但同時這樣的數值也意味著某種價值，指引著病患與醫療人員對於治療實作所採取的行動策略，也同時被這些行動所影響。

診斷出來有糖尿病，還不太清楚可能會發生什麼事，因此，今天醫師要跟他做解釋，所以事情就這樣攤在眼前，他們準備好要進行一場困難的對話。此時正在進行的是：專家盡力「提供不涉及價值的資訊」嗎？不是，我們看到的不是如此。在這種場合，以照護的邏輯來說，透過清楚討論，或者交付一份彩色的宣傳手冊，就要來傳遞一整組事實真相，實在是不夠的。佐馬先生並不是一個需要取得糖尿病知識的學生，他是個需要學著如何與之共存的病人。與糖尿病共同生活，會耗費他許多時間，也費神費力。糖尿病有可能會帶來一些讓人不舒服的併發症，如果還假設診間這些待說明的事實是價值中立的，實在有些荒謬。這些併發症很麻煩，想要直球面對這些負面後果，需要的是良好的照護。你得了糖尿病，的確很糟，但是同時，病患不該就只是覺得悽慘，因此，醫師會強調說，幸好現在對糖尿病有很好的治療方法。但這樣的平衡其實很不穩。是應該有些空間容許悲傷，但不能太多；醫師要提供安慰，但同時也要會鼓勵。固然受苦必然被當成壞事，我們也必須同時把疾病看成是總有辦法可加以應付，生活也會繼續過下去。

「照護的邏輯」要求專業人員不要把事實當成是價值中立的資訊，而是要注意事實當中的價值為何。早在對病人解釋事實的那一刻之前，價值就已經產生作用。舉個例子，某人血糖被發現是15 mmol/L（270 mg/dL）＊。這並非中立的事實，而是有些不正常：15 mmol/L的血糖值太高了，因此在醫院裡，血糖值（以及尿素濃度、血色素值與其他實驗室檢查的結果）根本不被稱為事實，它們被叫作數值：血液數值。測量血液數值是糖尿病治療與生活的重要面向。糖尿病的身體無法由內調控自己的血糖，在沒有糖尿病的身體裡，血糖上升會引起胰島素的增加，胰島素再指引身體細胞吸收糖分。在糖尿病人身上，這個回饋系統失靈了。除非你由外注射胰島素，否則餐後血糖會上升。當你注射胰島素時，細胞會燃燒或者儲存現在可以吸收的糖分之後，血糖值就下降。當血糖值更低的時候，沒有糖尿病的身體會開始製造升糖素來釋放身體的糖存量。糖尿病的人身上，這種反

＊譯註：作者在本書中使用的血糖值以mmol/L為單位，與台灣本地慣用的mg/dL不同，為求本地讀者容易理解起見，譯者將內文中以mmol/L為單位的數值，均附上mg/dL為單位的換算值做為參考。當然，細心的讀者也可以思考，這種表達單位的不同是否也對於血糖值作為規範性事實乃至於糖尿病的治療實作有所影響，參見原書本章註釋2。

向調節也無法適當運作，因此，有糖尿病的人的血糖值也會變得太低，除非再次由外介入，並且吃點東西之類。血糖真的很低時，會讓人進入昏迷狀態，在那種狀態中，他們也不能吃東西了，就需要其他人幫他們打升糖素。

凡此種種都說明了血糖值是所謂的「事實數值」（fact-values），它們的重要性來自於它們與標準值（也就是正常血糖值）的關係。但是所謂「正常血糖值」這個規範性的事實（normative facts），本身也不是個簡單給定的事實，[2]並不是個「我們」確確實實知道為事實的東西。這樣說聽起來奇怪，所謂人類正常血糖值這種尋常事物，不是現在早就清清楚楚地被確認了嗎？其實並沒有。對於極端值來說，判斷上比較容易：15 mmol/L（270 mg/dL）的血糖值太高，而 2 mmol/L（36 mg/dL）太低。有趣的是，這些特別的事實數值，沒有讓人有太多選擇的餘地。15 mmol/L（270 mg/dL）的血糖值具有太大的破壞性，如果身體沒有被保護，就會嚴重受害。如果一個人血糖只有 2 mmol/L（36 mg/dL）不需要鎮靜地考慮自己可以有哪些選擇，因為根本沒有選擇，別遲疑，吃東西就對了！但是，到底哪裡是臨界？要超過哪一點之後就不能再算正常而得開始介入？

首先，我們來看看標準值的下限。到底要到何時，血糖值（血中的葡萄糖濃度）才變得太低？用醫療術語來說，低血糖（hypoglycaemia）從哪裡算起？荷蘭語的糖尿病教科書*Diabetes Mellitus*這麼寫（我翻譯如下）：「對於沒有糖尿病的人來說，血糖值會在3到8 mmol/L（54~144 mg/dL）之間，要看距離最後一次用餐時間有多久。一般來說，對於糖尿病的患者，血糖值3.5 mmol/L（63 mg/dL），就算是達到低血糖的標準。」[3] 這位作者（提蒙・凡・哈夫頓）在上述引言中並未提及，但是如果你的血糖值低於3.5 mmol/L（63 mg/dL），你會開始覺得暈暈的、容易發脾氣。再提供另外一個說法。由愛迪絲・德・布拉克撰寫的博士論文《胰島素引發的低血糖與葡萄糖的反向調節》中提到另一個低血糖的切分點：「低血糖可以定義為血中葡萄糖濃度低於3.9 mmol（70.2 mg/dL），因為對於健康狀態的人而言，葡萄糖反向調節，會在這個數值時開始運作。」[4]

這兩個數值並不是來自於不同國家或專業，他們都來自於Z醫院。哈夫頓甚至督導了布拉克的研究（她在論文的致謝辭表達了對他的感激），但是這兩個數據卻不同。重點並不是說某個數字是真的，而另一個有誤，也不是說這存在著什麼爭議，而是說這些數字都是可調整的。兩位作者都知道這件事情，所以他們避免使用太篤定的宣稱。他們用「一般來說」跟「或可定義」來調整定義。也可能還有其他種做法；有些特定的案例也會有其他定義的方式。身體並無法指定要用哪個數字，因為它也不知道數字要拿來幹什麼。這完全取決於實作。教科書是針對（未來的）醫師在臨床諮詢時而寫的，因此就提到了3.5 mmol/L（63 mg/dL）的低限，因為這是人們開始感覺自己低血糖（hypoglycaemia）的血液數值，而且要幫助醫師了解病人的狀況，這數值是最有參考價值的。這數值也是可以交代給病人的好資訊，因為這跟他們自己的身體經驗相符合。他們也許能摸索了解，降到了這個數值，最好吃些東西。相對地，那本博士論文探討的是低血糖與葡萄糖反向調節的研究，在此情境下，以3.9 mmol/L（70.2 mg/dL）作為正常值低限，較適合發展論證，因為這是沒有糖尿病的人反向調節開始的血糖值。

在照護的邏輯裡，血糖值的低限，並不是那種既定的事實，可以決定接下來的行動。但是這表示在照護過程中，不可能一開始就把事實放在檯面上，然後加上我們認定的價值，最後就可以決定要做什麼。[5] 這並不是說，我們想要什麼，事實就會長成那個樣子；而是說，「照護的邏輯」的實作，並不是以線性的方法進行的。所謂「合理的行動流程」，和相關的「規範性事實」，是相互構成的。照護實作既有韌性，也有適應力。好的切分點，是能符合特定情況，而非一體適用。建立這個切分點，需要考量許多因素，例如努力做好測量、能夠感受低血糖來臨、以及衡量自己所需（想要在花園裡工作，還是要去散散步）。你實際上的狀況，會影響你的切分點。對於正常血糖值的上限，也是類似的道理。依照教科書*Diabetes Mellitus*的說法，通常對於沒有糖尿病的正常人，8 mmol/L（144 mg/dL）是可以達到的最高值。然而，對於有糖尿病的人來說，這並數據並不是很有用。因為他們需要借用外力來控制血糖，他們所在意的「上限」，與其說是個事實，不如說是個任務。這是個不可以超過的血糖值，要權衡胰島素注射、飲食、運動等等行動，來保持低於該值。這個血糖值是為他們設定的，或者說，他們要跟醫師共同合作達到目標，因此叫做「目標值」。

臨床流行病學研究指出，避免血糖值高過10 mmol/L（180 mg/dL）是合理的。一個血糖大多時間都低於此值的人，發展出糖尿病併發症（如失明、動脈硬化以及神經病變）的風險較低。然而，這並不表示保持在10 mmol/L（180 mg/dL）以下，對任何時候的任何人，都是個好的目標值。自從引入了快速釋放型的胰島素，讓人可以在每餐之前注射，這種目標值才變得可行。罹患糖尿病的人，如果只施打緩慢釋放型的胰島素，而且一天只打一次，是不可能保持低於10 mmol/L（180 mg/dL）的上限。對於剛被診斷出糖尿病的人，或者是生命中正處困頓的人來說，這個10 mmol/L（180 mg/dL）的界線，也顯得太嚴苛了些。有些人偶而一次測量出超標的11 mmol/L（198 mg/dL），就湧出一股強烈的失敗感，實在也沒必要。在照護的邏輯裡，好的目標值是實際上可以達成的數值，是技術上可行、同時不會過度破壞日常生活的數值。所以，目標值不能一開始就當成簡單的資訊來交代下去，因為在照護的邏輯裡，確認一個合適的目標值並不是治療的前提，而是治療本身的一部分。你並不是在行動之前就先確立目標值，而是在行動之中持續地尋找適當的數值。[6]

手段或調節物

所以，選擇的邏輯試著將事實與價值分開來看，而照護的邏輯則是合起來看。兩者還有更多的差異。另一個明顯差異是：選擇的邏輯想要明白展示的各類事實，代表了病患身體裡頭的疾病。但是，與照護的邏輯相關的「事實—數值」（fact-values），卻完全無法這麼一目了然。因為這些數值關乎的疾病，會影響病患的生命，因此不只是指涉一個三維的物體（也就是身體），而是關乎某種歷史性的東西（生命）。因此，這些數值不能只放在單獨一個地方，或是單一時間點來看，而應該被當成是各種持續作為的一部分；這些作為既是照護實作，也關乎我們的工作、學校、家庭、朋友、假日，以及所有其他生活裡重要的事。「事實—數值」由生活產生，也影響生活。由此推知，對於照護的邏輯來說，蒐集知識並非就是要提供更好的現實地圖，而是要打造能夠承受的生活方式，與現實共生，也活在現實裡。真正的臨床醫師，會把對於胰臟、還有胰臟未能產生的荷爾蒙（舉例來說）的興趣，放在與病共存的生活情況下來考慮。與病共存的生活，並不是在所有的事實都組裝完畢之後才開始，因為蒐集這些「事實─數值」本身，就是對於病人生活的介入。扎針取血，放入機器，讀取結果，這類活動就是與糖尿病共同生活的部分樣貌，受到現今療法的影響。

在選擇的邏輯裡，介入治療發生在比較晚的階段：權衡不同價值，做了決定，然後才可能開始行動──也就是開始治療。治療涉及的科技，就被當成是「手段」，是為了某個目標而為。背後的理念是，病人做決定的時候，就決定了目的。接下來，專業人員就得找出最好的方法來達成這個目的。專業文獻提供的就是這些手段。臨床流行病學也已經發展出臨床試驗作為研究工具，用以了解治療是否有效，又有多大成效。然而，臨床流行病學本身和跟病人的選擇之間，有著曖昧的關係。有時候，臨床流行病學的確把試驗結果當成是工具，增進我們了解為何醫師是使用這些「手段」，而使用這些手段的「目的」，就另外再來設想。然而，很多時候，臨床流行病學把病人的選擇當成是多餘的，因為如果試驗顯示了哪種治療比其他方案更有效、更有效率，就沒有必要做決定了。只要選擇試驗結果顯示最好的那個方法不就好了！這樣想的人，會產生很大的疑問：為什麼會有專業人士不遵從試驗結果？他們為何會拒絕執行第一線的臨床試驗結果？這事很複雜，在此我只提出一點：臨床試驗所評估的指標，亦即對於成功的測量，並不必然能夠對應到病患與其醫師想要達成的目標。如果有不同的治療存在，問題就不只是哪個治療比較有效，也包括哪些效果比較是大家想要的。問題並不只是哪個治療對某個指標有最大效果，而是到底我們要測量哪個指標。不同的治療可能會改善不同的指標，或者，用選擇的邏輯來說，不是所有的技術都為了達到同樣的目的，也不是所有的目的，對每個關切的人，意義都相同。

選擇的邏輯對抗一種簡化的信仰，那信仰把科學當成是所有問題的解答；選擇的邏輯強調的是，多重的醫療可能性。這固然很有道理，選擇的邏輯卻也簡化了手段與目的之間的關係。它暗示的是，如果你選擇你要去哪裡，你的科技就可以引領你去那裡。然而，在諮詢室裡面，大家很快就明白，科技並不是言聽計從的手段：科技很少會按照當初設定的目標，乖乖進行。[7]科技並不是就照著改善某一項目，反而常常會帶來過多的效果，有時並非原先預期。這是所有介入治療都會碰上的狀況。以看似簡單又低科技的無糖飲食來說，在創造出可以注射的胰島素之前，有一種實驗性治療方式，是把糖尿病患者的飲食中所有的碳水化合物都移除。這方法稍微可以減緩這些病人死去的速度。一旦有了胰島素注射，這種激進的飲食法就變得過時落伍了。然而，數十年來，糖尿病患者還是被建議要避開糖分，這樣可以限制他們的葡萄糖總攝取量，也避免每次吃糖後，血糖突然上升。這兩個目的都沒啥好辯論的，但是其手段呢？避免糖分攝取並不是件快樂的事情，許多人還是喜歡食物有點甜味。尤有甚者，飲食法把糖尿病患者當成偏差者，跟周圍享受冰淇淋與蛋糕的人有所不同。一旦無糖的甜食出現在市場上，事情就簡單多了。無糖的冰淇淋與蛋糕甜味宜人，只不過這些食物還是讓有糖尿病的人另成一類。

無疑地，患有糖尿病的人得知不用全面避開所有的糖份，很多人都很高興。在某個時候開始，治療計畫就此改變，一部分是因為可以在每餐之前注射快速釋放型胰島素。雖然保持血糖濃度穩定還是很重要，完全的禁絕現在已經被一個魔法新詞所取代：平衡。現在要平衡能量攝取、胰島素劑量與運動三者。這意味著你還是可以吃蛋糕，只要你燃燒掉你吃下去的熱量。如果你去走走路，你甚至必須要吃甜點，以避免血糖過低。依情況調整的計算方式，已經取代了無情的限制，但是這還是有無法預期的問題。某報導人告訴我們，以前人們開生日宴會，他們會買個無糖蛋糕給你，你是個特例，現在你可以吃和其他人一樣的食物，但是這也表示你的舉止應該像別人一樣。別人會說：吃個蛋糕吧，你上次也吃了。你可以吃蛋糕吧，不是嗎？來吧，加入我們吧。要處理這種時刻並不容易，因為要拒絕且說「不」相當艱難。碳水化合物平衡的複雜故事，比起要把所有糖都要禁止的簡單故事，顯得更難解釋。無糖飲食讓「有糖尿病的人」與「沒有糖尿病的人」中間那條分界線清晰可見，現在無糖蛋糕再也不能幫有糖尿病的人做這種維持分界線的工作，他們只好自己來。

讓有糖尿病的人不受別人干擾，從來不是無糖飲食的目標之一，它有這種效果，純粹是飲食改變之後才發現的。科技總有不可預期的效果：它們會產生沒人預期得到的痛苦與愉悅。雖然對於科技人類學家來說，這可能是個吸引人的洞見，但是對照護的邏輯來說，這件事情指向了某種任務。好的照護要求要對此有所作為，要注意那些讓你把「手段」跟「目的」搞混的事。不要只是注意這些科技原本應該達成什麼，也要注意實際上到底完成了什麼，儘管很多都在預料之外。這意味著好的專業人員需要詢問病人的個人經驗，並且仔細注意病人告訴他們的一切，包括那些在臨床試驗文獻都隻字未提的事。臨床試驗文獻本來就可能不會記載所有的事，因為非預期的事物不會列在試驗規劃中。在臨床流行病學研究計畫的第一階段，就得把要測量的參數列舉清楚。如果醫師與護理人員想要知道治療介入的非預期效果，他們就要把每次的治療介入都當成是一次實驗，他們應該要一次又一次地注意新冒出來的任何現象。[8]

比起科技被賦予的期許，科技實際上做得更多，尤有甚者，科技也會改變期待。以血糖測量機為例，在這些具體而微的機器存在之前，人們皆需每三個月，趁著還沒吃早餐的一大清早，去實驗室接受血糖測量。如果這樣測得的飯前血糖值比10 mmol/L（180 mg/dL）低，那就是皆大歡喜。如果高於這個值，醫師在你下次看門診的時候，可能就會幫你調整胰島素劑量。有時候人們要連著好幾天去檢驗，或者同一天內回去好幾次抽血。除非你被收住院，不然就得這樣。現在小型的血糖機可以讓病患隨身攜帶，因此容許較為頻繁的測量。使用血糖機，你可以在各種日常活動之間自行測量血糖值；而更頻繁的測量，可讓施打的胰島素劑量更精準地調整。這件事改變了治療的目標。過去飯前血糖值維持在10 mmol/L（180 mg/dL）以下，就算是好的。現在，這樣的數值在很多個案身上，變成了一整天都要維持的目標值。[9]如此說來，這台小儀器改變了它要測量的血糖值。這看似只是個平凡普通的測量手段，卻實際介入改變了當初使用的目的。

血糖測量機已經改變了它們原本被認為要做的事情，但是這並不是這台機器自己獨力造成的。要求血糖值全天候盡可能保持在10 mmol/L（180 mg/dL）以下的嚴格規定，也要倚賴其他事物：快速釋放型的胰島素、顯示嚴格管制可以減少併發症的試驗結果、相信病患具備自主照顧能力的醫師、願意盡力自我照料的病患、讓這個目標變得可能的日常生活。這些事物結合在一起，共同改變了治療體制（treatment regime）。然而，這也引發新的問題：低血糖的發生率增加了。如果血糖值平均較低，那麼就比較容易出現過低的狀況，這並不令人吃驚，但是有點令人困擾。有趣的是，造成這個問題的血糖機，也是解答的一部分。如果你對血糖值有疑惑，這台小機器可以讓你測測，看看是否你的確應該吃些東西。你可能因為血糖值剛由15 mmol/L（270 mg/dL）掉到8 mmol/L（144 mg/dL）而感覺不好，但是如果是這樣，吃東西反而是不智的；不過如果你的血糖剛掉到4 mmol/L（72 mg/dL），那你最好吃個蘋果或是三明治。所以如果你花點力氣去使用血糖機，它就會警告你不要吃，因為此時這麼做很不智，儘管你感覺的確不好；然而，如果進食是避免低血糖所需的做法，它也可以鼓勵你進食。血糖機在這過程當中已經變得不一樣了：它一開始是個避免高血糖的工具，現在也可以協助防止血糖值掉得太低。[10]

在選擇的邏輯中，科技只是工具。這聽起來像是個套套邏輯，科技當然就是工具，它們只是達成目的的手段，手段越有效越好。但是如果技術產生了非預期的效果呢？要是它們超出了、甚至改變了原本應該服膺的目的呢？科技不易駕馭。一旦它們得以非預期的方式介入，伴隨著許多脫軌不定的個體與形構，它們的改變會比原先預期的更多，最終連科技自己本身也變了。它們不是平凡普通的手段工具，它們其實是具有創造性的媒介。照護的邏輯與上述這般調性相合，它假設事物如人們一般難以預期，它也不把科技視為工具，相反地，好的照護涉及持續嘗試馴服那些總是狂野的科技：注意你的工具，把它們調整成合你所需，或者調整你自己以符合它們的需要。科技不會讓自己屈從於我們希望它們去做的事情，而會干預我們成為怎樣的人。

計算或是協調

在選擇的邏輯中，所有的變動性，在做出選擇的那個時刻上，都有了著落。那個時刻，事實已定，接下來的行動軌跡，也幾乎確定。但是，涉入的多方價值，加總起來會有何形貌，尚未確立下來。這要怎麼辦？選這個還是那個？A還是B？這才是問題所在。在照護的邏輯中，流動性與穩固性有著不同的分布，無法這麼簡單地區分開來。我們再來看看諮詢室裡面發生什麼事吧。有時候，事情也許真的就被解釋為只是在權衡各種選擇的利害得失而已。舉德克・葛維特的情況來說吧，他三十二歲，擁有一間小公司。他不單單是公司的老闆，也要自己開車去會見客戶。他最怕的就是開車時低血糖發作（他不想要有意外發生，也不想要因為亂開車被警察逮到而吊銷駕照）。因此，為了避免低血糖，他很注意要吃得夠，不要打太多胰島素。但是這不是很理想，因為這會使他的血糖濃度保持在相當高的狀態，因此產生併發症的風險也會高。如果他要把目標值設低一點，好避免長遠的問題，這可能就意味著他要放棄工作。可是他以自己的工作為榮，而且這份工作也讓他跟其他員工一樣獲取收入。這怎麼辦呢？如果德克．葛維特把自己的血糖值弄到某一數值，讓他在路上不會發生危險，那麼他就會對自己產生危險，但是如果他比較重視自己未來的視力，那麼他會丟了自己的公司。處理這種困難問題，典型的臨床模式是尋求妥協方式，但是有時候要找出妥協方式，其實非常困難。如果事情真的變成這樣，那麼就要有所選擇。

因此在諮詢室裡，醫生與病人常常談到最看重的是什麼，或者，病患要帶著兩難的狀況回家，跟所謂的「相關人士」徹底思考或商量。但是更常見的情況是：最急迫的問題不是做什麼可能是最好的，而是到底可以做什麼。實務上可以完成什麼？意願與欲望可以解釋很多事情，但是往往都不是最具決定性的。再以德克．葛維特為例吧，如果他所在的國家，沒有其他可以討生活的方式，那麼他也沒有選擇可言。需要被拿出來討論的務實狀況，將會有很多形式。我們這時候回到佐馬先生的例子，在本章早一點的時候，說到他被告知患有糖尿病，接下來那個月裡，他慢慢地習慣了與病共存。他學著注射胰島素，調整飲食習慣。現在醫師向他解釋道，研究顯示嚴格管控會減少產生併發症的機會，她說：「佐馬先生，你可能會想考慮這麼做。」她又附加說，緊密調節意味著他要規律檢測自己的血糖。如果他有記錄下血糖值，下次回診時帶過來，醫師就可以開立更精準也稍微高一些的胰島素劑量。他可以在一個禮拜挑一天，從一天測量五次血糖開始。「你覺得如何呢？」佐馬先生斟酌一番，然後點了頭。是的，他覺得這個點子不錯，他當然希望未來幾年有比較好的視力、比較好的動脈品質與比較少的神經病變。聽起來測量自己血糖的辛苦付出，似乎是絕對值得的事情。

到目前為止，這個場景跟選擇的邏輯還相當契合。這個醫師也做得相當合宜漂亮：她適當地提供了資訊給病患，將選擇權留給他。哎呀，不過下次回診的時候，佐馬先生應該要寫下測量結果的筆記簿裡面，卻幾乎沒有任何數字。發生了什麼事？在選擇的邏輯裡，這種情況暗示著也許佐馬先生並不想費心去處理緊密調節這種事情，一旦他開始明白這密集測量會有的缺點，他可能下了不同的結論，又或者，他是因為其他的理由而改變念頭的。不管是哪一種可能，反正他不想測量，那就算了。這是他自己的選擇。在照護的邏輯上來看，這一點道理都沒有。好的健康照護專業人員不會認為佐馬先生回家後就改變念頭，而是後來發現測量工作實在是太難了，而無法執行。在諮詢室裡面聽起來很好的意見，結果在日常生活中很難執行，這種事情是會發生的。但是，失敗的嘗試並不該成為下結論的時刻，因此佐馬先生又來了，坐在醫師的對面。如果做得來，他還是想要嘗試緊密調節；因此照護就繼續進行。理想的醫師一開口就安慰他：「佐馬先生，測量血糖比你想像的難做，這件事一定很讓你失望。」說大道理不會有幫助，更要緊的，應該要避免給予病人罪惡感，因為罪惡感常有反效果。罪惡的人只配得到懲罰，不是照顧。如果你感到罪惡，你怎麼能夠從事自我照護工作呢？

因此，讓自我照護變得順利，提供所需的情緒支持，是必要的第一步。但這還不夠。下一個任務，是拆解佐馬先生在測量血糖方面必須處理的實際狀況。有沒有什麼東西可以稍微改變一下，讓佐馬先生下次回診時有比較高的成功機會？

如果他的血糖測量技巧不好，會有一位糖尿病護理人員帶他重新走一遍流程：刺一下你的指頭，把試紙拿靠近，把血擠到試紙上，把試紙放到血糖機裡，閱讀機器讀數，把結果記錄在筆記本裡面。當他們演練這些步驟時，護士可能會發現某個設備對佐馬先生來講不好用：移除試紙瓶的螺旋蓋子可能對他有困難；或者，顯示讀數的顯示銀幕太小了；亦或，機器太大太笨重，沒法帶著跑。如果事情是這個樣子，她可能會借他另一台血糖監測器：那一台會不會比較好用？然後她會問他一些問題：到底難做的部分是什麼？也許會發現，問題出在佐馬先生的工作上面。是的，沒錯。他是鋪路工人，這工作沒辦法讓他一天刺五次手指頭，因為他不希望在同事注目的情況下刺手指頭，只有流動廁所還能夠有點隱私，但是距離有點遠，而且衛生堪慮。尤其，如果他去太多次的話，別人會指控他逃避工作。他就是不能這麼做。

要區分不想為與不能為，絕非易事。諮詢室裡的病患與專業人員往往不想浪費太多時間來區隔欲望與可能性，常是混在一起討論。他們討論日常實作的細微之處，包括情緒與技術細節。怎麼動手做？怎麼在生活中納入治療，同時不要因此影響太多其他對你重要的事情？因此，對佐馬先生來說，重點不在選擇「測量」或者「不測量」，而是找出如何測量的辦法，也就是怎麼動手做。護理人員建議佐馬先生可以試著一週五天，每天測量一次，而不是一天測量五次。「這樣行嗎？」科技、日常習慣、人們的技術與習性，都必須以某種方式相互調整，這點在照護的邏輯中十分關鍵。調整每件事情，以能跟其他事情相合，是非常重要的。沒有什麼該被認為是完全固著、或是完全浮動的。技術、習慣、希望，病人生命中的每件事情，都可能需要被調整。自己做為一個病人，也可能會被調整。參加課程可能會讓你更能感覺到自己的低血糖發作（如果你的敏感度還沒有被疾病所破壞的話），治療可以幫你驅除對血的恐懼。或者要改變的是醫生？她也許太強硬或過於溫和，說話太快或者太慢。溝通專家將諮詢過程錄影，讓醫師自己觀看，然後給予回饋：「看，在這邊，這是你最典型的狀況。在這時候，你應該要多花時間聆聽病人說什麼，別說太多話。」

選擇的邏輯認為選擇的那一刻，具有最大的浮動性（fluidity），但是在照護的邏輯中，卻不認為有什麼最大的浮動性。你想要的也許很多，但是現實不必然會順著你。你可能選擇要低的血糖值，但是它卻可能突然意外地高了起來。你也許決定在緊密調控血糖的狀態下去開車，但是不管怎麼努力地去避免，可能還是會引發低血糖。就算你真的想要測量，你也可能無法這麼做。這就是生活的黏滯性（viscosity of life）。習慣、其他人、物質條件：這些都不會就此聽從你的指揮，無法讓你隨意運用。不管怎麼樣，最重要的是，你不想得到糖尿病，但是你就是得了。因此，在照護的邏輯中，事實與技術比「選擇的邏輯」所認為的更為浮動。而意願與期望則比較受限，較不浮動。控制不是說有就有。世界的確可調適，也可修正，但是只能到某個程度；可以改變之事有其極限，但這些極限一開始並不容易看清楚。要預測哪個辦法可行，哪些會失敗，是很難的，因此照護的邏輯要我們小心地試驗。試試看，注意發生了什麼，調整這個、那個或者其他元素，然後再試一次。[11]

選擇的邏輯裡，良好的決定有賴於適切平衡各種不同行動的好處與壞處。在此運用的「平衡」模式，來自於會計學。財務金融上的平衡有資產與負債兩方。雖然醫療介入的優缺點比起金錢總額更難以量化，這種模式還是以令人驚訝的程度受到應用。做決定好像一如做計算：支持面與反對面，這一端與那一端。在照護的邏輯中，事情則有所不同。「平衡」仍然重要，但是「平衡」並不意味著好處、壞處的加加減減而已。畢竟加法與減法都有賴固定的變數，而在照護的邏輯裡，沒有變數是固定的。所有的變數都是會改變的——至少到某個程度。因此，所謂要追求的「平衡」，其實是需要主動地，將那些黏滯性的變數，彼此調整以合拍。這讓人想到的，並不是會計師的資產負債表，而是高空鋼索表演者或舞者保持平衡的身體。即使每件事情都對了，每件事情皆彼此同調，事情還是可能再度分崩離析。你的手指可能失去了敏感度，你的視力衰退了，你得照顧年長的父母，你的關係散掉了，你被解職。你想要搭飛機，長途橫越好幾個時區，你要怎麼處理這件事？選擇的邏輯認為，選擇只侷限在特定的片刻；特定且專屬的片刻，也許困難不已，卻是有限的片刻。相對地，照護的邏輯則認為，讓生活中許多黏滯的變數彼此調整合拍，是個持續的過程，這過程將不斷持續，直到你進了棺材為止。

管理醫師，或是作伙修補（shared doctoring）

在選擇的邏輯中，時間是線性的。關鍵的時刻，也就是做選擇的那個時刻，是鑲嵌在一個次序裡的：（價值中性的）事實↓（具有價值判斷的）選擇↓（技術性的）行動。一旦行動結束，評估就變得可能，但這只是個事後思維。在照護的邏輯裡面，事情不一樣：時間會扭曲，會轉彎。沒有一個什麼關鍵時刻，是所有的「事實—數值」都可到手、確定的。問題會冒出來，即使處理之後，新的問題又會冒出來。要在治療之前就確定治療的目標，根本不可能做到，因為建立目標本身，就是治療的一部分。當有些不可預期的事情出現時，就必須整合到其他事情裡。因此，在照護的邏輯中，把事件之間安上箭頭，把它們排成一條線，根本不合理。以自我測試（血糖）為例，到底這算是執行密切調節計畫的條件之一呢？還是這計劃的後果？為什麼有人會想要把評估拖到行動發生以後再進行？及早進行評估，當成是嘗試微調並改善治療的一部分，這樣比較合道理吧。與糖尿病共同生活時，時間並不只是時刻更迭。儘管過去已經在你身上留下不可抹滅的痕跡，但是未來也早已現身了。你要試著盡力對付未來。你目前專心致志所做的密切調節，不會讓你現在感覺更好，但是你希望這會延遲糖尿病併發症的發生，這是為了以後好。照護的邏輯不是在時間中展開（unfold），它摺疊（fold）了時間。

在「選擇的邏輯」線性時間中，預先給定的條件，與可以商量的條件之間，有著顯著的差異。知識與技術是給定的，可能這些年來會改變，但是在真正要緊的那一刻，它們是不變的：那個時刻也就是此時此地做出選擇的那一刻。是知識與技術讓選擇成為可能，但是這兩者並不在討論的範圍內。你不能選擇要或不要它們的存在：它們就是被給定的，它們框架了可能有的選擇，也框架了討論內容。什麼樣的資訊值得收集，什麼技術值得建立，這些並不是個別病人在諮詢室裡面可以選擇的事情。這些在先前別處就被決定了。哪些方法被用來創造知識？哪些研究問題已經被處理了？哪些技術已經被建造出來？為什麼是這些而不是那些？這些都無關緊要。所有的重點都在於此時此地做的選擇。至於為什麼我們會走到此時此地，為什麼是在這個特殊情境而不是另一個？這些問題並不適切。在此情況要做決定，本身就已經夠難的了。

也許是因為事情就是這麼難，許多病人會要求專業人員幫他們做決定，也就不令人意外。大家會說：「醫生，你覺得怎麼樣好呢？」「如果是你，你會怎麼做？如果是你的父親、母親、伴侶、小孩，你會怎麼建議？」根據選擇的邏輯，回答這類問題也許有時候是表達善意，但並非專業上該執行的任務。專業人員應該提供好的資訊，適切地執行病人選擇的介入治療。他們應該要知識豐富、精確、技術純熟，能夠處理大量資訊，勝任各項行動，但是決定治療方向，這是病人的事情。病人管理，醫師執行。然而，在照護的邏輯裡，情況是不一樣的，要區分管理與執行，是不可能的。讓各項變因彼此相互協調，既與建立事實相關，也與釐清該如何作為相關。使用科技則需要能夠調整科技，以合乎每個特定情境所用。照護不是執行知識與技術，而是以知識與技術進行各種試驗。要說明當中涉及的工作，我想要恢復使用一個已經具有嘲弄意味的詞彙，我想要談談「修補功夫」（doctoring）。在照護的邏輯當中，從事照護其實就是「修補功夫」。修補仰賴知識豐富、判斷精確，與技術純熟，但是還要加上專注、發明力、持續力與包容心。

修補不是只有醫師才能做的事，整個治療團隊都涉入其中。我們再舉佐馬先生的例子，醫師提到密切調節的可能性，糖尿病護理人員則建議佐馬先生連續五天收集測量結果，而不是只做一天。為了這樣做，護理人員修改了事先印好的紀錄本當中的某一頁，這樣子佐馬先生可以用容易閱讀的方式來記錄結果。佐馬先生自己試著測量血糖值，如果不成功，他就回諮詢室把事情攤開來討論。關於修補這件事情，關鍵的問題不在於誰負責發號施令，而是牽連其中的不同活動是否彼此協調合拍。每個人跟事物都能合作無間嗎？還是有張力與衝突？也許護理人員要多花時間聆聽，才知道她的病人日常生活中碰到怎樣的困難。對病人經驗的關注，能夠讓醫師更適切地微調自身行為。總是有可以進步的空間，就算被理想化的實作也不總是理想的。整件事情關乎嘗試，以及願意重訪過去做過的一切。總是會有某個環節出錯失敗，再試一次，調整一下，就改善一點。或者，當時機對了，也要能鬆手放下。

能夠分享修補任務的團隊，為專門知識的民主化，提供了一個有趣的模式。從過去到現在，專門知識的民主化，大多被說成讓人「民」來「主」導專家。這種統御像是由外向內，由上向下。[12]首先，以民主治理的國家被要求要管控專業人員。現在，選擇的邏輯邀請病人以個人的層次也這麼做，病人要把專業人員推回籠子裡，在那兒專業人員知道事實，處理儀器。同時，病人自己要做關鍵的決定，即那些涉及價值的決定。因此，在選擇的邏輯裡，病人被要求去管理他們自己的醫生。對於打破專業社群獨占知識，照護的邏輯則建議一種不同方式。我們以某種方式來作伙修補吧。讓我們一起試驗看看、體驗看看，喬看看，很具體地操作，不打嘴砲。這絕不是容易的事。作伙修補要求每個關係人都要嚴肅看待彼此的貢獻，同時要跟身體、儀器、食物與其他相關事物協調合宜。一面從事創造性、謹慎的試驗，同時也尊重彼此的經驗。他們要讓所有可變的變數，彼此協調合宜，但又要注意每個人的強項與限制。如果需要，他們要改變一切，包括自己。作伙修補要求我們不把任何事情當成理所當然，或是事先給定，而是尋找我們可以做什麼，好來改善與病共存的方式。而且要記住，失敗不可避免，死亡是我們唯一能夠確保的事。

CHAPTER

5

個人和集體

截至目前，前幾章聚焦討論個別的病人，以及「選擇的邏輯」和「照護的邏輯」在個別病人的脈絡下，如何配置運作的方式。事實上，個人並非獨立存在，而是集體形成。本章關注「個人」和「集體」在健康照護的脈絡如何互相牽連。我們要提問，將所有的個人加總就等於集體嗎？或是說，只有當我們先認識個人所歸屬的各種不同的集體，我們才能夠真正認識所謂的個人是誰？我們也要提問，若要改善整體的公共衛生狀況，社會究竟應當要求個人改變健康行為，還是說，社會應當要介入集體存在的環境？「選擇的邏輯」和「照護的邏輯」分別用不同的方式，回答以上的提問。以下再度以荷蘭的糖尿病人的生活為例加以說明。由於「改善」公共衛生的問題也包括疾病防治，但是至今我們仍然不知如何預防第一型糖尿病，因此，為了擴大論述的範圍，直接將第二型糖尿病納入，討論如何防治第二型糖尿病的議題。

「選擇的邏輯」預設社會是由不同的個人所組成，將個人加總就成為一個集體，也就是將個人框架為零件，加總後成為一個比較大的整體。各個零件有不同的名稱，若用市場的概念來看「選擇的邏輯」，這些零件就是「顧客」。每個顧客都有個別的需求，將所有的市場需求加總，就創造了整體的需求。若用公民的概念來看「選擇的邏輯」如何帶領自由民主社會前進，這些個別的零件就組合成為集體的「公民」。公民運用投票行為發揮影響力，加總選票，多數票決獲勝。這兩種加總制度都不是線性的，例如，在市場制度，少數人的需求，沒有什麼市場，若要滿足這些少數人的需求，就沒有利潤可得。在自由民主的制度，少數族群的公民，不管人數多寡，被重視的程度可能遠大於他們代表的數目。少數族群不一定被邊緣化，良善的政府會考量「少數族群的利益」。儘管不是線性的加總，但在前述兩個例子中，集體仍是將所有個人加總後的結果。

就健康議題的脈絡而言，加總也可以用在從個人到集體，自由、個別化的公共衛生政策就是一例。其中，所謂的集體並非將需求或是選票加總而成，而是將所有的參數彙總。為了進行這個流行病學的研究，就必須運用統計學。先測量有關健康和疾病的身體指標（參數），再連結人們從事的（某些）相關活動。在這樣的狀況下，特定的活動得以跟特定的健康與疾病指標進行關聯。因此，個人就被鼓勵要去進行某些健康促進的活動，以及避免從事那些跟疾病相關的活動。舉例而言，我們被教導要適量飲食（包括蔬果），進行足夠的運動（從事運動、騎車、游泳或走路），目的是希望如果所有的人改變生活方式，以配合研究所鼓吹的理想，那麼，集體社會的健康就會改善。以公共衛生為名，我們被召喚要「選擇健康的生活方式」。

值得注意的是，這個脈絡也讓所謂的「選擇」改變了性質。在前幾章，選擇被呈現為一種理想，病人應當獲得自己做決定的權利，醫療專家應當將內建各種價值的決定權，留給病人自己做決定。所謂的「應當」（should、ought），說明了世界往往不是這樣運作的。「選擇」被框架為一種規範，賦予病人選擇的機會是好事一樁，因此應當落實。問題是，當公共衛生的政策宣導鼓勵我們「選擇健康的生活方式」時，卻適得其反。我們突然發現，這個宣導預設，我們本來就已經依照自己選擇的方式在過活。沒有人阻礙你採取健康的生活方式，不是嗎？如果我們用心投入，這個理想就可以實現，所謂的選擇就變成生活的事實。人們經常在做抉擇，讓人驚訝的是，人們經常選擇奇怪又錯誤的決定。為什麼那麼多人選擇飲食過度，同時又運動不足？甚至還有很多人選擇吸菸。公共衛生的宣導都教我們要做出比較正確的選擇，因為，假使每個個人都做出對的選擇，也許加總起來，我們可以形成一個健康的集體。

這一章，我企圖說明前述的觀點，當遇到「照護的邏輯」時，就完全說不通。因為，「照護的邏輯」不是從個人出發，而是從集體出發。集體有很多形式。在諮詢診間的病人，往往有自己的家人、同事，或者屬於住在某條街上的人群等等。要將個人從他們所歸屬的集體分離，再完整地提供個人所需要的服務，可能是非常困難的一件事。同時，我們所歸屬的集體，也形塑了我們該獲得何種的照護，或是決定何種照護適合我們。診斷團體、相同基因的親屬，跟你有一樣習慣、經歷共同歷史、吃一樣食物的人們，任何一種組合的集體也許都是重要的。但是，哪一個才真正重要呢？哪一個集體特性與當下的照護相關，並不是給定的，而是需要進一步確立。在此脈絡，流行病學研究以不一樣的方式，再度被動員。我們應當將病人的哪些面向，集體整合到同一個類別呢？而當各種集體所共存的環境在某種程度上與他們被傳染的疾病可以相對應時，大家對於照護的需求，就變成是改善集體的生命，而不是要求個別病人遵守某種道德規範。

這是非常深刻的差異。就「選擇的邏輯」而言，事先存在的個人加總起來成為一個集體，接著又將集體分裂，變回組成集體的個人。個人和集體之間只是建立在一種暫時過渡的關係。相反地，就「照護的邏輯」而言，不同「類目」的集體用許多不同的方式將個人分離出來，從集體到個人，就是一種標示特定性質的過程；同時，所謂的集體，也不是將個人加總的結果，而是透過人與人之間進行有用的區分。這個觀點不好掌握，接下來的段落，我會努力逐步說明。在醫療實務上，「個人」和「集體」如何運作？我提供以下的故事，企圖回答這個提問。

事先給定的個人，或是謹慎的個別化

想想這幅圖像：一位病人和一位醫生共同出現在諮詢診間，看似有兩個「個體」在會談。他們隔著桌子，面對面坐著。「選擇的邏輯」要求我們提問：這位醫師是不是父家長式醫療的信徒，或是病人有機會自己決定選擇嗎？同時也預設我們只有看到這兩個人存在。但是，如果你拿張椅子，坐在診間的角落觀察，傾聽兩人的對話，就會發現有些狀況正在發生。清晰可見的兩個個體，並非獨立作業，很多人都跟他們有關。藏在醫師背後的是那個為他安排所有診療行程的秘書；每個醫師身邊有很多同業，會提供建議或是批評；他可能是老師和會議主講者；距離診間不遠處，同時還有糖尿病衛教護士正在開會，接下來還要召開糖尿病相關會議。在本章的脈絡，我比較不是關切醫師的狀況。我要問的是，隱藏在病人背後的那些人是誰？在診間時，醫師也許會問病人「家族中有誰也是糖尿病嗎？」這個問題就將病人的家庭拉進診間的場景，這個問題跟血緣親屬有關，因為這些人擁有共同的基因庫，而與姻親無關。根據遺傳學，同屬這個家庭的每個人身上擁有一組特定的基因，這個基因庫是先於個人而存在。[1] 這是常識，病人往往會自動地提及跟他有相同疾病特性的家人，「醫生，不用管高血壓了，我爸也有高血壓，根本不可能把血壓降下來啊。」當代醫師不會因為病人「遺傳而來的負擔」，就因此鬆懈，還是會繼續將疾病視為挑戰，思考是否可以研發新藥，解決過去無法處理的問題。也許找得到解藥，但也可能找不到。總之，高血壓的問題讓原本不在場的父親，在這個會談診間得以現身。

了解病人出身自各種家庭，有助於疾病的診斷。如果病人的家族中早就有糖尿病的先例，某個病人得到糖尿病的機率就會提高。家庭組成也影響治療的議題，此時姻親就算在家庭集體組成內，雖然不屬於相同的基因庫，重要的是，大家共享相同的生活習慣。儘管如此，家庭的生活習慣不一定有助於糖尿病的治療，有時候反而變成阻力。以莉絲．翰斯塔為例，她有第二型糖尿病。她的家醫科醫師過去一直鼓勵她要減重，但是她在訪談中表示：「我過去用了很多不同的飲食減肥，但是都很難成功。有一次我還瘦了四十公斤，過不了多久，體重又長回來。我可以吃少一點，但是我做不到。因為我們全家都是美食主義者，我們都很喜歡吃，我從小就非常喜歡吃，現在還是很喜歡食物，不斷地吃。」在一個人出生之前，這個家庭的生活習慣早就存在，宛如基因先於個人的存在。凡爾登是名銷售員，他也認為「根本不可能依照某種飲食計畫生活，我的工作要求我帶客戶去餐廳吃飯，我不能就跳過某種食物不吃啊。」要跟別人不一樣，除了奇怪也很難，不能配合身邊人的習慣，更是困難。但是，這正是「照護的邏輯」期待我們做的。一個人為了要照顧好自己，可能必須要偏離常軌。當有人奉上甜點時，這個人就應當說：「謝謝，不用給我。」

跳脫自己所歸屬的集體，無關乎個體變回自己原本的樣子，也無關乎要撐出空間，做真正的自己。[2]畢竟，如果個體來自一個享受食物的家庭，這個人就是一個喜歡吃的人，靈魂深處就是這樣，從小長大就是如此。而且，如果家裡的餐桌就是跟客人討論事情的地方，這個主人一定很好客，賓主盡歡。所以，關鍵是你必須學習變成一個不一樣的人。這種「將個體區分出來」（individuation）的事情非常不容易，更不用說要放棄習以為常的生活習慣，要堅持跟親友不一樣。問題是要怎麼做得到？跟大家不一樣，因而變得突出的後果，其實讓個體覺得很不舒服。就像史帝文森所說的：「之前，有朋友要結婚，那時我才剛剛出院，當時我習慣午餐要吃熱食，晚餐再吃一點麵包。我跟朋友提，他說沒問題，婚宴會為我準備麵包，不用擔心。結果在晚宴餐廳現場，服務生拿著一盤麵包，對著所有客人大喊，請問那個糖尿病人坐在哪裡？每個人都看到，就是我。在這件事情後，我就決定下不為例，我要配合大家。」配合大家，遠比公開被標記為與眾不同，更容易。好在還有一些實際的做法，讓個體得以同時整合相似性與差異性。以惹斯托太太為例，她認為自助式的餐宴，就比一般的晚宴更適合糖尿病人。自助式的餐點，可以讓病人拿取適合自己的食物和份量，不會引起別人注意到你的不同。惹斯托太太表示：「我很高興兒子的婚宴用自助式的，這樣很好，雖然用餐時間對我來說有點太晚，所以我在前一個小時就先要了三明治。」

對糖尿病人而言，哪些地方要跟大家不同，或是哪些地方要跟大家一樣，隨日常生活最具體的技術細節而定。這代表的是，「照護的邏輯」所要求的個體化，不僅是有關物質基礎的問題，也是情緒勞動。以家庭日常的飲食為例，列格思先生在訪談中表示：「一些外行人以為比起其他食物，糖類對身體比較不好。但是事實並非如此，因為對我而言，脂肪其實更糟。真的，所以我的咖啡只能用低脂牛奶，也要用不一樣的奶油，我太太也這樣吃。」此時他的太太突然插嘴抗議：「不對，不是這樣，我才不喜歡那樣吃。」列格思先生趕緊安撫說：「我不是說妳麵包要塗什麼奶油，我是說炒菜，用另外一種奶油。」依照荷蘭傳統的飲食文化，每天有兩餐是冷食，如果是吃麵包，就會將麵包切片放在籃子裡面，大家坐在一起，每人自己在麵包上抹上奶油，有的人會加上乳酪，或是巧克力碎片。列格思先生用低脂、多元不飽和的植物油以保護心血管，他太太則是用全脂的牛油塗在麵包上，因為這才是她喜歡的口味。但是，當她為全家準備全天唯一的熱食時，全家共用一種炒菜油比較容易，列格思太太負責煮菜，她很慷慨，她用「另一種油」，對她先生的健康比較好的油，不會使用讓她先生的心血管有負擔的油，她也不會將她先生孤立為偏差的人，而是改變自己去配合她先生。

不管是一起或是各自行動，或是兩種方式合一，每個人就是做自己能力所及的事。問題是，總會有一些集體是個體不想與其分離的。以桑德斯太太為例，她先生失智，而且每況愈下，她先生常常口出惡言，甚至暴力相向，他生病以前不是這樣的。桑德斯太太很高興自己可以有機會到醫院檢查糖尿病，因為這個時候，居家護士會到家裡來照顧她先生，她也可以喘口氣。但是，桑德斯太太決心要自己在家照顧先生，只要自己能力做得到，她都不要送先生去老人養護機構，即使從她先生現在的狀況看來，要進入老人養護中心，資格上不會太困難。她先生的憤怒情緒非常嚴重，讓她身上有瘀傷，晚上也難得安眠，更無法遵守醫師的建議，參加每週兩次的運動課程，但是她認為：「我們兩個人在一起那麼多年，我不能就這樣遺棄他啊。」雖然桑德斯太太可以清楚地指出，疾病已經讓倆人因婚姻而產生的連結，變得非常困難維繫，以及非常不利她自己，對健康也不好，但是她不要將自己跟這個集體分離，不然會有一種背叛的感覺。

「選擇的邏輯」預設每個人都是自主的個體。「照護的邏輯」則是關注最重要和最親近的人。有時候有些關係無法改變，有時候則是可以改變。即使有時候為了照顧自己的糖尿病，有些人得選擇性地跟家人、同事或是朋友分離，但並不是完全切割。同時，他們也會發展出現新的關係，例如跟其他糖尿病人產生關聯，不管認識與否。一位研究參與者表示：「最近只要在電視上看到戰爭的影片，或是看到難民，我就會想，如果其中有人需要胰島素，那該怎麼辦？他們拿得到胰島素嗎？要怎麼冷藏？」另外，他們也會跟照護團隊成員發展出新的關係，例如當他跟別人婉拒甜點「謝謝，我不用」時，就會獲得營養師或是糖尿病護士的誇讚。在訪談中，雖然列格斯太太當場反駁她先生的說法，但她還是用她先生需要的油，料理他要吃的肉類。有些人則是在跟糖尿病朋友走路運動後，會適時提醒對方：「你不是應當吃點什麼嗎？」沒有人是孤立的，誰為我們做麵包？倒垃圾？進行新聞報導？「選擇的邏輯」關注個人追尋自由，但是在「照護的邏輯」下，如果被分離孤立，個體就會死亡，他必須仰賴別人，才有能力行動。[3]

二 加總或是創造類目

個體隸屬於集體。問題是，哪些人跟哪些人組成集體呢？在「選擇的邏輯」下，我們跟相同的人組成集體。在市場經濟上，我們每個人都是顧客，沒有高下之分。在公民社會，所有的公民應當一律平等。出現在公共衛生宣導文宣上的個體，看起來也是平等的：大家都有一種生活方式，以及都想要選擇一個更好的生活。在「選擇的邏輯」下，我們選擇的東西，也許很特別，但是，那個東西也是大家共同享有的。我們很慶幸現在可以有這樣的選擇，這是一個好的決定，因為我們擊敗了之前那種主僕關係的上下階層設計，其中，「差異」代表階層。在「照護的邏輯」下，人與人之間並不平等。但是，人際之間的差異卻與階層無關，也不代表在此邏輯下，某些專家可以將病人視為下屬。最重要的是，「照護的邏輯」呈現平行的人際差異關係，指向不同的需求，特別是不同的照護需求。問題是，這種因為人際差異所形成的照護差異，是如何被形塑的？

我在本書中針對「有糖尿病的人」進行論述，這樣的稱呼命名好嗎？適合用這個詞將一群人歸在同一類？在「照護的邏輯」下，無法給予一般性的回答，而是要看脈絡情況而定。我所研究的糖尿病護理人員，在工作上照護各種不同的「有糖尿病的人」，而這些人所需要的照護，是要從外面協助穩定血糖，因此，把這群人特別歸成一類，很合理。但是在其他脈絡下，這樣的集體名稱卻沒有太大的意義。就糖尿病防治而言，我們必須區分第一型糖尿病和第二型糖尿病，因為至今沒有人知道如何預防第一型，對於防治第二型則有各種建議。然後，在某些狀況下，不要區分不同類型的糖尿病，而是將糖尿病跟其他診斷集體合併成另一組人，例如，「具有極端血糖代謝症狀的人」應當避免可口可樂，這樣的說法就有意義。在這個集體名稱下，除了糖尿病人，還有那些只要食用糖類就會血糖飆高的人，因為可口可樂會讓血糖值迅速上升。又例如，當物理治療師在提供有關走路運動治療的建議時，她可能是針對所有足部血管不良症狀的人，不管這些人是不是糖尿病人。但是她也可能不是針對特定疾病的人。在「照護的邏輯」下，對「藉著走路運動可以改善健康的人」，「走路」這個建議也許是最好的策略。對這些人而言，大家共享走路運動的需求，不管他們的病症為何。

在「照護的邏輯」下，分門別類並不是像在進行收集，並不是依照個人既存的特性，把人給集成起來，而是，分門別類比較像是區分不同的群體。在過程中，有些個體的特性被認為是相關的，所以這個類目和屬於這個類目的個體，被放在一起。類目歸屬必然製造認同，卻有可能用不一樣的方式運作。例如，有糖尿病的人（people with diabetics）過去被稱為糖尿病患（diabetics）。病患運動者反對這樣的用詞，因為這把疾病診斷跟這個人的身分認同連在一起，這個人就等於糖尿病。於是，有人提議改用「有糖尿病的人」。如此，「有糖尿病的人」同時也會彈鋼琴、來自阿姆斯特丹、有一個義大利籍的祖母、喜歡美食、或是酷愛走路。特色清單可以無窮盡，各種特色中一定有每個人覺得切身關聯的地方。目前在大部分相關的論述中，包括學術用語，這個新的語彙已經取代舊的用法。這也呼應「照護的邏輯」，類目並非固定不變地反映既存現實，而是可以用來作為處理狀況的工具。如果類目被認為不好用，就會面臨更換的命運，如果將某個人的身分認同固定在一種診斷的類目，發現問題重重，就應當找其他較為寬鬆的連結。

有些類目比其他類目，更適合照護實務的運作。究竟哪一種分類方式，比較有助於疾病預防的規畫呢？目前，第二型糖尿病人的人數，在世界各地迅速增長。但是，不同群體之間，存在非常顯著的差異。問題是，究竟是在哪些群體之間存在差異？我們可以如何區分彼此，然後又可以如何將這些人分類？以加拿大為例，學界發現，加拿大原住民的第二型糖尿病人數非常多，也就是因紐特人（Inuit）。由於因紐特人已經在其他脈絡下被歸類為一群人，因此這個類目明顯易懂，他們的祖先早在白人發現並征服他們之前，就一直靠捕魚和狩獵海豹維生。現在因紐特人大部分聚集在保留地，共享一些傳統和身體特徵，近年也靠政府救濟維生。但是，他們有哪些共同的特徵，跟第二型糖尿病有關呢？有沒有哪些其他的人群，也有這樣的特徵呢？[4]舉例而言，在荷蘭，來自蘇利南的印度裔移民獲得第二型糖尿病的比例偏高，這群人跟加拿大的因紐特人有什麼共同特徵嗎？

我們發現有許多可能的說法。第一是基因。這些人口幾世紀以來都生活在食物稀少的情況下，演化沒有排除第二型糖尿病基因，因為沒有人死於第二型糖尿病，更不可能在生育之前罹病死掉，基因便一直傳遞下去。但是當代的食物充沛，這些基因得以表現出來。所謂的特定一群人口的概念，也就是同族人開始通婚，接著一起生育，基因庫於焉形成。「糖尿病基因」也許就這樣變成因紐特人和印度移民共同的特徵。第二個說法是，加拿大的因紐特人和荷蘭的印度移民同時具備相同的生活習慣。原本食物稀少的族群，當條件改變，食物突然變得充足後，這些人就會大吃特吃。在過去的時代，盛世後往往輪流出現飢荒，那些過度進食的人有機會再度減重。但是，如果再也沒有飢荒，食物一直都是很充足，這群人就會一直吃，體重居高不下，最後發展成糖尿病的機會就大大提升。這是從社會史角度來定義人口，他們是共享生活習慣的一群人。第三種說法跟人類的生化反應（biochemistry）有關。早期身體發展過程中出現營養不良的個體，為了因應有限的進食量，因此身體會自我調整生化反應，每單位的熱量都會被充分利用或是儲存。這樣的生化反應特徵即使到晚年，也不可能逆轉，即使食物充沛，體內的生化反應也不會受到影響。童年時期營養不良的人，成年後，即使只是適量進食，體重也會增加，導致他獲得糖尿病的機率上升。這個第三種類目的人口組成，包括那些在兒童時期和在母親子宮裡就已經營養不良的人，這些人生命史中的某部分，共享這個特徵。[5]

前述這三種對於人口組成的類目區分，對於加拿大因紐特人和居住在荷蘭的印度裔移民是什麼樣一群人，提供三種不同解釋：他們是一群共享基因的人，或共享生活習慣，或是都有營養不良的生命史。這樣的類目分類並非一成不變，如果未來的研究發現，現在的因紐特人和荷蘭的印度裔移民之所以會有高比例的糖尿病，確實跟他們的基因成分有關，這個發現就會強化基因論，強化我們認為「人口就是共享基因組合」的概念。這不表示這樣的人口必然跟種族有關，但是確實帶有種族的意涵，因為種族也被定義為擁有相同基因的組合。[6]但是，如果未來有更適合的基因檢測工具，應當會再度瓦解我們對於因紐特人和印度裔基因的認識，因為這樣的檢測工具得以區分出，哪些基因影響一個人得到糖尿病與否。也就是說，如果有適當的檢測工具，可能只有兩種基因組成的人口，會跟糖尿病防治工作有關聯，一種是第二型糖尿病「帶病體」（carrier），另一種是「非病體」。在這樣的情況下，更多有關基因的認識，將會使得我們對於所謂集體的議題不再用種族來解釋，而基於疾病基因的人口類目，會變成主流的觀點。[7]

儘管如此，基因研究也有可能無法解釋為何因紐特人和在荷蘭的印度裔具有偏高的第二型糖尿病。也許研究證實生活習慣的解釋力最強，如果這樣，就會出現另外一種類目分類。在人類歷史上，除了因紐特人和荷蘭的印度裔移民，其他人口也有經歷食物豐足和飢荒的週期循環。許多正處於貧窮和走過貧窮的人口，都有這樣的生活記憶。當代的物質生活環境讓事情益加惡化，因為現代的脂肪和糖的價格，遠比這些人過去所吃的健康食物便宜太多，因此，肥胖症在全球迅速增加，這可能導致第二型糖尿病人數節節上升。但是，如果介入飲食能有效避免疾病，那麼將病人稱為因特紐人或是印度裔的分類，就沒有太大的幫助。疾病防治的方法，應當是考量「那些共享禁食和大吃的文化史」的每個人，或者應當針對所有「貧窮卻又仍能輕易取得便宜的脂肪和糖類」的人們。[8]

在照護的邏輯下，分類類目是可以配合需求而改變的，但是，創造和瓦解類目的機會，並非無所限制，因為既存的作法往往韌性十足、難以撼動。舉例而言，幾乎所有的醫療登記系統都是以男、女區分兩性，因此這個類目深入人心，無所不在；由於行之已久，持續被強化複製，甚至犧牲其他可能的分類方式。例如說，在某些脈絡下，也許我們用「有月經的人」（剛好都是女性）和「沒有月經的人」（包括男人和女童、更年期後的女性，和許多沒有月經的女性）作為分類，也許會更有用。在其他脈絡下，例如藥物會在身體殘留多久的議題，針對「擁有相當程度的皮下脂肪者」和「沒有這麼多皮下脂肪者」的人進行區分，會更有意義。問題是，這樣的分類不是現在的一般做法。不管因應第二型糖尿病防治的做法如何改善，因為既有的特徵分類都已經在其他脈絡根深蒂固，因此，因紐特人和印度移民的類目，也不可能隔夜就消失。照護的邏輯主張，良善的照護不應當輕易接受其他作法，而是應當看重自己能夠提出特定的照護方法。一群研究者已提出這種範例，他們證實了早期營養不良會影響個體，造成無法逆轉的生化反應。他們針對一群居住在瓜地馬拉貧窮地區，最近移民到美國洛杉磯的居民，進行資料收集，再跟一九四四—一九四五年在荷蘭酷寒的冬季飢荒季節出生的人（資料已經相當完整），進行比較。不管這兩群人的其他差異為何，針對他們生命早期的生化歷史，他們確實屬於同一組人口。

照護的邏輯主張，分門別類只是一種語言的工具，必須用在配合照護任務，眼前的照護工作也不應當優先於相關的類目。類目和以類目為主的照護工作，互相形塑。這是來回的過程。類目定義照護工作，照護工作重新定義類目，我們的身分認同也因此改變。身分可能是單向度（糖尿病患），或是多層次（有糖尿病的人），或是特定的疾病型態（第二型糖尿病），特定的症狀（那些苦於高血糖症狀的人），或是行動導向的（那個認真走路，以改善健康的人），可能是確認從某處來的身分認同（印度移民），或是建構一種過去不曾聽聞的類目（那些有盛宴傳統又經歷飢荒的人)。最重要的是,「哪一種分類方式比較好」的問題,其重要性不應當優先於照護實務工作,而應是照護工作的一部分。在照護的邏輯下,有關分類的提問,最重要的答案是:它是否提供良善的照護。

健康行為或是有用的狀況

個人也許多少是健康的,總人口也是。這些不同層次的健康,彼此如何產生關聯?選擇的邏輯企圖鼓勵個人去選擇健康的生活方式,以增進集體公共衛生的效果,從這個角度來看,似乎預設社會集體的健康和個體的健康之間,是一種平行關係,一起成長的關係。如果總人口真的是其組成的個體加總,這個道理就說得通。因為只要個體健康,總人口的整體健康狀態就會提升,而個體也得以享受社會整體健康的成果。對個體好的,也會對總人口好,相反亦然。看起來不證自明,不是這樣嗎?問題就不是這樣!如果仔細檢視照護工作的細節,這些看起來不證自明的東西就開始崩解。因為,在照護的邏輯下,最重要的行動,不是加減乘除，而是區分差異和特殊性。

依照護的邏輯，說服個人採取一種健康的生活方式，以改善整體的公共衛生，其實不是一個好主意。首先，公共衛生的宣導計畫針對一般人，範圍太籠統，往往不做區分。這些宣導計畫，不會針對特殊的人群和他們特殊的狀況進行區分，而是假設大家都一樣，一視同仁。以某運動宣導為例，文宣上是一個人在跑步，為了要避免讓人以為文宣對象只是針對年輕白人，這幅荷蘭文宣上的跑者，無法清楚明白的看出年紀、種族和性別。最近，另幅文宣上則是一名年輕長髮飄逸的女性輪廓，她代表全部人口。但是，如果你剛好是個輪椅族，你不可能想像自己出現在任何宣導的運動圖像。雖然有些糖尿病人可以跑步，不用擔心血糖飆升，但是，有些人就是不行。這種一般性、籠統的文宣，只提醒了他們是偏差的存在。從某個角度而言，確實如此。如果我開始跑步，膝蓋就立刻疼痛，這時跟物理治療師談，他們就會建議我多走路，不要跑步。問題是，公共衛生的宣導並未將物理治療師或是其他照護專業納進來，通常這些人會轉化一般性、籠統的分類，針對特殊病人的需求提出建議。假裝每個人都一樣時，並不是在提供照護，良善的照護必須建立在對於特殊性的了解。

事實上，將一般大眾人口進行特殊分類，往往被認為是太複雜的工作。在荷蘭和其他地方，長期以來我們都宣導要降低膽固醇，這樣對心血管比較健康。但是，即使是臨床實驗也提出不一樣的說法。低膽固醇並非對每個人都是好事，對於更年期前的婦女並不會比較好。因此，這樣一般性的健康建議，對於有月經的女性並不適用。[9]但是，這些還有月經的女性，由於多半被期待要煮飯給全家吃，因此，她就要接受這樣的建議，使用不飽和脂肪酸的油來烹調，才能有利於男性伴侶的健康。在荷蘭，當這個標準在起草時，出現很多討論，最後結論是，不應當把事情弄得太複雜，因此劃一的結果是：為了那些受益的人可以少吃膽固醇，限制膽固醇的飲食方式被建構為一個好的政策。沒有人曾經明白告訴那些還有月經的女性，只要體重正常，她們可以吃奶油和乳酪。或許在公共衛生的文宣上，要說清楚這樣的信息，確實有點複雜，但是結果卻是更糟的。依照護的邏輯，這種無視於特殊性，過度籠統的做法，充滿問題，如果有人在後來發現這樣的宣導內容不適合他們，以後他們就不會再相信這樣的宣導，即使內容是適當的。

從「照護的邏輯」的角度，公共衛生宣導第一個錯誤是，將所有人視為平等，以同一種方式符合所有人的需求。據此，沒有誰比較特殊，但是，好的照護卻是需要考量個人的特殊性。第二個問題是，一個在集體人口中流行的疾病，並不等於所有生病的個體的總和。以流行病為例，對大部分傳染性疾病而言，將所有患者加總，不表示這個傳染性疾病感染總人口的程度，因為微生物在人體內生長加乘的速度驚人，每個病人都有可能傳染給別人。感染人數上升，每個健康的人染病的機會也會上升。傳染病不是線性的成長，而是指數的曲線成長，直到易受感染的數目下降到最低。這個現象告訴我們，微生物和自由主義相剋，無法好好並存。自由主義相信每個人都是平等的，每個人都算做一個獨立的個體；但是微生物的計算卻不是這麼運作，而是更狂野。在十九世紀時，當大量的人口開始緊鄰而居，國家和政府也就開始發現，讓個人照護自己的健康是不足的，有人必須要介入這樣的集體存在。沒有嚴謹的公共衛生政策，微生物就會打敗人類，贏得這場戰爭。[10]

針對集體的良善照護，需依據集體所生存的狀況進行調整。十九世紀的公共衛生政策，成功地讓大城市的居民較易存活，並不是靠著在文宣手冊勸導個人要養成衛生習慣，而是建設汙水和下水道工程系統，供給符合衛生標準的食物，公部門衛生督察因應而生。同樣的道理，照護的邏輯若提供針對集體的措施，對於像是第二型糖尿病的疾病防治，也會有幫助。因為，即使並非傳染性的疾病，疾病也不會隨機地出現在個體身上。這可能與共享基因庫的基因有關，也跟大家共有的生活習慣緊密連結，後者最容易介入改變。若要改變生活習慣，針對目標明確的特定人群，提供免費的游泳教學，就很有道理。這需要普及游泳池，建立戶外休閒運動的空間，獨立的腳踏車步道，對運動俱樂部提供更慷慨的補助，提供午餐時段的運動設施，重視行路權，開設烹飪課程，更嚴格的食物立法（不只是預防食物中毒和感染，同時也規範糖類和脂肪的進食量），介入食物的價格，推廣良善的農作方式等等。這些介入策略，不在告訴個人如何選擇，而是企圖改善集體的生存環境；不是訴諸個人意志力，相反地，這些介入協助我們照護自己的身體。

訴諸個人選擇健康生活方式的公共衛生宣導，太籠統，並未考量個別疾病和健康的集體生存環境。因此，以下提出第三個理由說明，對個人健康有益的，不見得對集體的健康有益，相反亦然。第三個理由跟統計的方式有關，再以運動為例。跑步可以很好玩，走路也很棒，很多人說運動讓他們感覺良好，但是，對他們的「健康」呢？要如何證明「有利健康」的宣稱呢？這樣的宣稱建立在測量某群人口當中，「運動」（依照某種定義）在某些參數（代表「健康」）下的效果。如果發現有正面的效果，還需要除以很大的數字，才能計算出對你我個人的效果。舉個加以簡化的例子，在某人口中，每年死於心臟病的人口是每萬人有一百人。假設研究顯示，如果大家每天都跑步運動，這個數據就會下降到七十人，這點看起來有很顯著的改善，「總人口的健康」提升了百分之三十。但是，對於總人口的每名個人呢？如果每天跑步，他們在下一年避開心臟病死亡的機率，其實只有從百分之九十九上升到百分之九十九點三，這樣的數據就比較沒那麼吸引人了。對總人口來說，心臟病死亡率下降百分之三十，也許很好，但是對個人避開心臟病死亡率提高百分之〇．三的數據（更何況首先要考量「不會得心臟病的機率是百分之九十九」），實在是沒什麼吸引力。

因此，對集體有利的，不一定對其個體的成員有利，反之亦然。提供給那些個人最需要的照護，很少能夠提升集體健康。以糖尿病為例，如果沒有胰島素，第一型糖尿病人有可能會死亡，因此，如果第一型糖尿病人的照護隔夜全部停止，整體而言，對於總人口可能會有相當的影響。同樣地，如果原先沒有有效的治療，然後突然間引進胰島素，這樣也會影響人口數據。但是實際情況是，在西方國家，小時候就死於糖尿病的例子相對罕見，的確是有死亡案例，但是很罕見。這是當新的醫療介入受到評估，然後流行病學開始測量後的狀況。因此，假設明天有一種新的治療出現，可以讓第一型病人延長平均六個月的生命，對於西方國家整體的死亡率統計其實沒有任何影響。由於第一型糖尿病患的數目不是很大，數值太小，因此結果沒有太大的意義。如果照護的改善，沒有延長壽命，「只有」提升生活品質，對於整體健康影響更小。對很多糖尿病人而言，當他們面對無法自己解決的問題，需要專家諮詢時，如果有熱線電話或是網路郵件可以立即詢問，這會很棒。或是，糖尿病人如果需要處理自己的情緒時，有機會跟心理專家討論，也會非常有幫助。但是這些小型的美事，並無法在人口統計中顯示出來。

總之，整體人口的健康狀態，和其組成分子的個人健康，並不是平行進展的。這導致所謂的預防悖論（prevention paradox）。如果要促進公共衛生，在大部分情況下，聚焦在個人健康的照護，其實是一個錯誤的投資。以第二型糖尿病為例，病人可以有很多種不同的照護方式，飲食、服藥、病友團體和各種配合課程等等，以不同的方式改善個別病人的狀況，但是，這比較是改善個別病人的「生活品質」。對於第二型糖尿病人而言，前述諸種照護並不會改變像是死亡率這類的參數值，對於「整體健康效果」更是難以測得。對於特定疾病病人的照護，很難影響公共衛生的統計數據，但是防治工作就比較可能會有影響。如果體重過重的人口成功減重，糖尿病的數據就會改善。對於那些「體重正常」的人，如果可以避免增加體重，效果會更明顯。改善原本病人的健康，並不會因此改善整體人口的健康。讓原本健康的人繼續維持健康狀態，這種介入才能達到改善整體健康的效果。個人和整體人口需要完全不同的照護方式。

隱藏的勇者

「選擇的邏輯」內在有一種張力。只要個體的健康出現問題，選擇的邏輯期待個體自己做出決定，個人的選擇如何影響集體的健康，則不在考量的範圍。或許在自由經濟下，那雙看不見的手可以解決這個問題。但是，當公共衛生出現嚴重的問題時，另一種形式的「選擇」也跟著出現。因為看不見的手運作效果不好，而那些自己做決定的個體，也不會自動組成一個健康的集體。到底發生什麼事？人們只是欠缺「資訊」，或是需要別人教導他們什麼對自己有利？不管如何，在公共衛生脈絡下，「選擇」已經不被視為一種理想，而是一種生活現狀。人們每天都在做決定，進行選擇，但是做得不夠好，需要學習做更好的決定。為了要改善公共衛生，個體因此被鼓勵要「選擇配合執行」流行病學所發展出來的規則。

相反地，照護的邏輯則呈現一種兩難。它提問，我們該怎麼辦：究竟是應當提供照護給那些需要的個人，還是我們要照護集體的健康？針對前者，人們應當獲得相應自己特定疾病所需的照護；針對後者，改善我們居住的整體健康環境，會比較有效，因為健康的人才能繼續維持健康。儘管這個兩難困境出現在政策脈絡層次時，需要由上層進行集體決定，但這個問題對於個體在診間諮詢求治，並不急迫。如果人們到診間抱怨身體不舒服，就會獲得照護，但是也得他們前來診間抱怨。問題是所有需要照護的個體是不是都前來求治？實情是，健康照護組織裡的專業人員，坐在診間「等待」病人前來求治，他們的基本預設是有病的人會尋求協助。事實上，有些會求治，但是，不是每個人都會求治，其中最關鍵的因素，不必然是經濟理由。

訪談者問：「請問你家只有你有糖尿病嗎？」莉絲．翰斯塔回答：「我猜大概是吧。但是，其他人從來也沒有做過檢查啊，也許他們有也說不定。我姊姊也說她可能有，她一直喝東西，一直喝。雖然不是那麼多，但是還是喝，她可能有糖尿病，外表很難判斷。」在荷蘭，要能獲得醫療照護服務，相當容易。即使保險費用很貴，不過大部分都會給付。然而，即使在這樣的狀況下，很多調查研究都顯示，第二型糖尿病人只有一半被診斷出來，另一半的病人隱藏在醫療專業所不知道的角落，要等到嚴重的併發症出現，嚴重影響身體時才會求助。如果出現在診間，這些人一定會被認為「急需照護」，但是他們不會出現。莉絲・翰斯塔提到：「我是因為糖尿病才被轉診到眼科專家，他們幫我檢查眼睛，發現我的眼壓太高。這完全是運氣，才會發現這個問題。我說我先生也有眼壓過高的問題，但是他從不去看醫生，我姐姐也是，他們都超勇敢的。」

我們該怎麼處理這些「勇者」呢？事實上，他們不會求治，不會要求照護，因此也不會獲得照護。[11]只要沒有給別人製造問題，不會有人強迫他們去看醫生。在照護的邏輯下，兩難的困境是，我們應該更關注集體的健康，還是只要集中關注那些需要照護的個體？顯然，在這兩種可能之間，存在一個鴻溝。哪些人沒被接住？醫療照護專業顯然只能照護那些前來求治需要照護的人，也就是那些界定自己需要照護的人。健康照顧措施的運作，仰賴積極主動的病人。

CHAPTER

6

良好的措施

在這最終章，我將把前面章節有關「選擇的邏輯」以及「照護的邏輯」的討論，加以統整。我先探討道德活動這個主題，然後深究行動性（actorship），並闡明「積極病患」的意涵，以為本書作結。透過糖尿病的治療以及與糖尿病共同生活的研究案例，我應該要提出某種特定的、細節版本的「照護的邏輯」。我也希望我在本書已經呈現，種種照護的作為值得受到肯定，也值得從中改進提升。但是要如何進行？積極的病患可能想要爭取什麼？作伙修補需要哪些努力？我會提出一些整體性的建議。最後，我也會針對從本書分析可以進一步開展的視野，提出一些想法。

本書所闡述的「照護的邏輯」，來自於一

些非常特定的地方與情境。即使如此，其意涵仍能很廣。例如，如果「我們」（不管這代表「西方人」、「現代主義者」還是「人類」）不再把「選擇」當作是攸關「我們」是誰的關鍵點，而把選擇的重要性予以降級，就當作是我們諸多活動的一種來認可，這樣會有什麼影響？如果我們不再把「做選擇」當作是特定一些人的特權，而開始了解這是特定情境下的某種特性，這樣會如何？這可能會帶來很多改變。「選擇」可能就不會被當成人類生活的關鍵狀況，也不用被看成是人類啟蒙的成就。我們可以把選擇當成是一種活動，在特定場合中可能好、也可能不好。接下來的問題會像是，在何時何地去組成選擇的情境，何時何地其他種設定組合也許更為恰當，例如，像是那些在Z醫院所進行的糖尿病治療，以及與糖尿病共處的生活，可以如何重組。也許，我也會想要建議，照護的邏輯也值得轉換成許多其他情境。

行動中的道德性

我完全沒有宣稱要站在中立的立場，來評價到底是「選擇的邏輯」比較好，還是「照護的邏輯」比較好。反之，本書目前的分析，對比兩種邏輯，讓人得以比較這兩種邏輯所採納的基本價值，兩種不同的評估基準。兩方各認為什麼是「好」的，以及什麼是「糟」的。在選擇的邏輯中，自主性以及平等性是好的，壓迫是糟的。在照護的邏輯，密切呵護與重視特性是好的，忽略是糟的。兩方的其他差異還更複雜。不只是兩方各自界定了何謂「好版本」，對於要怎麼「做」也是各有其法，這是我現在要加以討論的。實際上，到底要如何進行好的作為？兩種邏輯各自預設什麼，又打算創造哪些道德活動？

讓我們再一次先從選擇的邏輯開始吧。通常這有很多層次，第一層是，選擇是個好東西，因為給予人們自主性；平等也是個好東西，因為所有的人都該有相同的機會來進行選擇。然而，還有第二層。在此層，選擇的邏輯力圖避免做出規範性的判斷。關於「哪些治療、產品、目標或人生是最好的？」，選擇的邏輯不提供答案。大家可以（或是在某些邏輯的版本，被要求）行使自己的判斷力，自行回答。在選擇的邏輯中，（有能力）的個人被賦予的自主性，就是任何事情（除了自主性），都可以加入自己的價值。對選擇的邏輯來說，建立好壞判斷，就是最頂級的道德活動，是其最支持的活動。[1]

本書同時檢視消費者與公民。（公共衛生活動所訴求的對象，是這兩種的混合體特別版。我會把這兩種身分所開展出來的圖像分開討論，先不談綜合在一起之後所增加的複雜性。）消費者與公民做判斷時有不同的風格。在新古典主義所形塑的市場，個人各自評價自己的選擇。其他人也許會給些建議，或是誘以吸引人的廣告，但是終究最後是由消費者獨自做選擇。所以，選擇背後所做的判斷，不僅是個別做的，也是私自判斷的。市場邏輯中，你無需公開說明選擇的理由，光是說「我想要」就足夠了——或是根本什麼都不用說。決定什麼是最好的治療、產品、目標或生活方式，是私事。這就是每個人該做的，或說這是市場邏輯的特性。就這點來說，公民就有所不同；公民進行集體決策。大家公開協調彼此的意見，因此得投入對話，看看到底怎麼做才比較好。大家不是緊守著私自的道德判斷，而是力圖公開討論倫理。為了讓公民能夠持續對話，優先考量的決策模式，是公共辯論。在理想的公共辯論中，針對自己偏好或反對的特定選項，參與者清晰地論理說明。在公民的倫理討論中，這是優先考量的方法，目的是希望能夠把各種相關的價值考量之後，達成集體的判定，以找到最佳的方案。討論過程中，公民需要有明白表達自己價值判斷的能力，才能在討論中，共同權衡各種價值。因此，相較於消費者是靜默地選擇、跟市場協調，公民得透過語言文字來協商彼此的選擇。

在照護的邏輯中，要平衡各種價值，才能做出合乎倫理的選擇，然而這件事並非獨立於其他種作為。這並不是因為價值判斷是私底下進行的，而是還有其他的事情要考量。在照護的邏輯裡，最關鍵的道德行動，並非進行價值判斷，而是投入實際的活動。照護的邏輯層次只有一層。把事情做好很重要，所做所為是要讓生活更好。但是，什麼是「把事情做好」，什麼會帶來更好的生活，並非在行動之前就決定的，而是從「做」當中一路建立起來的。也許在不同的人身上，在不同的生命時刻，什麼是好的措施，也會因而不同。對於做什麼最好，不可能有個一貫而終的定義，但是這也不表示每個人都只能自求多福，自尋法寶。要建立「比較好」的做法，可能需要我們共同來面對。例如，臨床流行病學試驗，需要許多研究者、甚至更多的病患來參與，而這有助於確認，像是嚴格管控血糖指數在適當的時機是否有助於減少併發症。這並不是說，臨床試驗本身就界定了良好的照護。有人也許會藉由堅守一些生活規矩，讓血糖保持穩定，也有人會按照自己的情況，一直調整自己的治療方式。臨床試驗本身，並無法決定哪種方法會帶來比較好的生活。何況，即使這些研究結果提出，如果把血糖降低，會減少併發症的機率，但是也沒有說你所費心力到底值不值得。這些拿捏，只能由各個照護情境的修補來進行。這並非表示，這些拿捏就攸關了你的選擇。當然這跟你想要什麼有關，但並不具決定性。你最想要的，就是不要有糖尿病，但是你就是有。期望自己沒有糖尿病，並無法幫助你與之好好共存。你目前的生活中，有各式各樣的社會生活與物質生活，大多也無法符合你的期望。這些日常生活的做法也都可以改變，但是在哪裡改變？如何改變？要發現改變的方法，是很實際的任務，那將涉及很多嘗試。在照護的邏輯裡，界定「好」、「更差」、「更好」並不是優先於行動，而是行動、實作本身的一部分，那也是很困難的部分。這部分會衍生很多猶疑、意見不合、不安全感、誤解以及衝突的情境。沒有人會說照護很輕鬆。[2]

要確立什麼「比較好」，或許任務困難，而一旦清楚了，就有可能改變。再試看看吧，要來回不斷進行。在照護的邏輯裡，「好與壞」無法輕易確立。照護團隊必須一直密切注意新的轉折、改變、問題、摩擦，以及各種併發症。這對醫療專業以及病患來說，都很費力，很需要在會談室好好談。會談並非辯論。會談室裡良好的對話，並不是以論點對立的形式來進行，而是強調交換經驗、知識、建議，以及安慰的話語。最近如何呢？可能可以怎麼做、又要如何落實呢？要如何以最可行的方式，調整病患日常生活裡相關的元素？任務如此龐雜，難怪在實際的照護實作中，照護團隊很難沒有摩擦，即使照護的邏輯並不希望如此。有這麼多部分都得要做好，也有很多都會搞砸。就拿會談所需的溝通技巧來說，需要顧及廣泛的層面。用詞要對，要接納沉默，看著彼此。病患坐得筆直，還是駝著背；臉上表情盡是驚恐，還是很放鬆。醫事人員微笑、皺眉、還是在電腦上搜尋資料。醫生與病人可能一起傾身讀著筆電上的血糖測量結果。護士在幫病人注射胰島素之前，把手放在病人肩膀上。然後，還有好多場合的握手：會談開始與結束，一方身體接觸著另一方。良好的溝通非常有助於良好的照護，溝通本身就是照護的一環，這能改善人們的日常生活。

除了和醫療人員會談，其他可能有助於建立良好照護的對話，還會在會談室之外繼續進行。糖尿病患會跟其他相關的人、自己的親朋好友，說著自己的生活，包括疾病本身。記者進行採訪，寫下紀錄，把這些照護的故事，發表在報紙、雜誌和電視上。醫療專業把重大的經驗，發表在專業期刊上。社會科學家以不太一樣的方式重組「素材」，以便對於病患生活提出新的洞見。這些都是在進行公共交流，但是以敘事的形式，而非論辯的風格。敘事與論理這兩種方式非常不同。良好的論理不能含糊，好的故事則要開展豐富詮釋的空間。堅實的論理，應該要清楚且一目了然，而有力的故事則要能夠激發我們的想像、同理心、並且讓我們感到揪心。衝突的論點彼此抵觸，衝突的故事卻能彼此豐富。累加論點，就能得到結論，而累加故事，常可能是引發更多問題的方式。這裡如果弄錯了，那麼可能如何預防，避免一再重演？這裡成功的經驗，如何可能也運用在其他場合與情境？如果再沒什麼可做，也再沒什麼可改善的，那故事可能提供一些慰藉。[3]

在照護的邏輯裡，交換故事就是在進行一種道德活動，也形塑了道德本身。

但是道德活動不限於說出來的口語表達方式，也會以有形的物質形式表現。病患自己測量血糖值、謹慎飲食、做運動、注射胰島素，做為自我照護的一部分。照護團隊的其他成員，也投入實質的努力。醫師把壓脈帶充好氣，以便量血壓。在你注射胰島素的時候，醫師會進行觸診，好了解你的皮膚是否變硬。護理人員溫柔地捏起你的皮膚，以執行注射。公共對於照護的投資，也是有形的。曾經，有人打開狗的肚子，取出狗的胰腺，以期能更了解糖尿病；這樣做，不只是冒著風險工作，還犧牲了狗的生命。還有自願當第一個注射胰島素的受試者；這人當然是想活久一點，不過也是冒著生命危險。沒有胰腺的狗，靠著注射胰島素還能繼續存活，但是沒有人知道受試者是否也將如此，還是當場就會死。[4] 糖尿病照護的歷史中，這樣的故事一再發生：創新研發人員在心理上、情緒上、以及體力上積極投入，以發展新的藥物、器材和技術。有一些病患膽敢嘗試這些實驗性的治療。這些病患擔起這樣的風險，送了一份無價的禮物給未來的病患，過去的病患和未來的病患因而產生連結。在集體投入照護的過程中，必然有這種身體上的連結。[5]

創新對於選擇的邏輯也很重要，然而，對選擇的邏輯來說，創新卻並非道德活動。研究者被認為要保持中立。她們發展出恰當的研究方法，以解決其他地方所建立的目標。良好的方法指的並非是道德上合宜，而是檢測上有效。科技是為了創造機會，而不是落實義務。如果科技剛好跟目標一致，潛在的使用者可能會選擇使用，但並非一定如此。沒有什麼義務，或是說這就是選擇的邏輯。但是，真的是這樣嗎？如果採用照顧的邏輯，這樣看事情的方式就太過簡化。想要有所作為的創新從來不是中立的，不可能是。既然這些創新是要來改善生活的，就會納入什麼算是「改善」的概念。還有，創新往往帶有道德上的複雜性。以可注射的胰島素為例。歷史研究顯示，發明這項創新技術的人，當初是為了個人所得（更好的工作、錢、名聲），可是這項自私的投入，並不會貶低發明本身的價值。正是因為注射的胰島素改善了如此多人的生活，發明人也才能賺這麼多。讓我們再來看看發明本身。可注射的胰島素，就只是一項還算不錯的方法嗎？就僅是給人們機會，要不要用隨你？很明顯地，有糖尿病的人，可以決定不要注射胰島素。除非他們未成年、神智錯亂、或是被宣告精神失常，要不然，沒人可以強迫他們注射胰島素。但是，這並不是表示胰島素還不錯，很符合我們的目標。而是說，這改變了我們的道德地景。在合成的胰島素問世之前，年紀輕輕就死於糖尿病是悲劇。現在，如果你有糖尿病，又不願意注射胰島素，這等於是自殺。在胰島素能被製造的條件下，「不注射」就成了致命的舉動，因此堪稱道德的行為。這就是科技帶給我們的。科技，轉變了我們存活的實作與道德框架。

科技是以好的方式來運作嗎？還得再檢視——但是要怎麼看？在選擇的邏輯中，判斷什麼是好，攸關權衡輕重。要判斷怎麼行動的時候，你盡可能蒐集各種正反意見，然後權衡評量。有時候，後來出現的新論點，就使你改變心意。但是，無論如何，你在此時彼刻權衡之下可以做的最佳判斷，都先於採取行動。這跟照護的邏輯很不同。在照護的邏輯裡，人們並非是在道德判斷已經做好之後，再產生行動；行動本身就是道德。但是，這從來也不輕鬆簡單。你盡力做好，但是不可能有把握必然可以帶來好效果。以胰島素為例。如果過去無法大量生產胰島素，很有可能我們得花很多力氣去保護或修復胰腺。在這過程中，很多人可能會年紀輕輕就過世，可是，也許治療的結果也會不錯。糖尿病的人能夠取得胰島素，大多數都心存感激。藥物使得大家存活，沒藥就會死。全世界有很多人死於糖尿病。合成的胰島素很貴，需要很龐大的基礎設施才能做得出來。況且胰島素可能救命，卻不能治癒疾病。從外在來調節這種內在的身體迴路系統，並不會每次都成功。如果問題又出現，那要怎麼做？更多注射；更多運動；更改飲食；換個醫生；減少注射；少做運動；針對害怕注射進行諮商治療；或是不要再那麼拼命嘗試。在照護的邏輯裡，不確定性是長期的，更多的資訊意見也無法改變這點。你就做你可以的，一試再試。你修補，但是你無法全面控制。終究，結果也不會輝煌燦爛：有關病痛的故事，不會每一個結局都是「從此過著幸福的生活」。結局是死亡，就跟其他人的故事一樣。

照護的邏輯並沒有另外區隔開來的道德領域。由於「價值」與「事實」交纏，照護本身就是道德活動，（論證性的）倫理並無法脫離（實務上的）照護。你做你可以做的，然後注意身體上或生活上可能會出現的問題，不論是疾病造成的或是治療造成的。什麼不對勁，哪裡會痛？總會有些枝枝節節要修補；照護的邏輯並不確保安全感或自我滿意。但是，有一點蠻值得安慰的。如果出差錯了，你不必責怪自己。選擇的邏輯，就跟悔恨綁在一起。選擇之後，就得接受，就得繼續。你發現照顧小孩太困難了？那沒辦法，你自己選擇要有小孩的，你就好好處理吧。你的胰島素幫浦沒像當初說的那麼好用？運氣真不好，你當初自己想要的，這是你自己的錯。不要抱怨你的視力變差，這表示你以前沒有好好監測你的血糖值。在選擇的邏輯裡，人就是要對選擇之後所發生的事負責。照護的邏輯不一樣。直接面對錯誤，比較睿智，不要一直去找自己錯在哪裡，或是怪罪別人。無法預測的事，總是會發生，總是會有某個變數不受控制，即使一路都好好做，最後結果還是很糟。人生就是這樣。即使大多是你自己造成你今日這麼慘，也沒必要覺得愧疚，這樣不會有幫助的。還不如聚焦在當下，多去設想接下來要做什麼，不要放棄。這是照護很困難的一部分：不要放棄。難過、重整自己、或是讓別人來安慰你，然後再努力做點什麼。這裡，道德性是跟士氣綁在一起。照護的邏輯不會強加悔恨，而是召喚堅毅。調整適應與不屈不撓，緊靠一起。

積極的病患

在本書，我沒有想要宣稱，我對於「我們」到底是誰，有直接的觸及：我們指的是做選擇的人，或是照護的人。我也沒有探查病患受訪時，怎麼描述自己，或是醫療專業告訴我們有關人們選擇的能力或照護的能力。我沒有收集意見，而是拆解種種語言、類型、風格。我要探討的是，整合納入實作的那些邏輯。不同的邏輯在不同方向拉扯，把我們帶向不同的地方。所以，如果病患的選擇被當成理想，然後被納入健康照護，本來就在那裡的「自我」，就沒有足夠的空間發展，取代的是，我們會被詢問想要什麼。情況就變成種種選擇擺在前面，我們得要做選擇。這麼一來，號稱會讓受到醫療專業束縛的病患，最終得到解放。選擇的邏輯宣稱，透過做決定，我們成為自己生命的主宰。這種帶來主宰性的承諾，創造出了「選擇情境」，並重組了世界，但卻隱藏了所要付出的代價。照護的邏輯有著不同的優勢與不同的限制。我的論點並不是哪一個總是比較好，而是這需要仔細的關注。這不是因為照護的邏輯對真實的自我比較好。照護的邏輯很費工，但是要我們做的事卻很不一樣。照護的邏輯不只是要病患去遵照醫療人員的處方，而是希望我們要積極主動。那麼，到底什麼是積極主動的病患？

在選擇的邏輯裡，做決定的就是行動者。為了要做決定，行動者考量相關的論點，評估現有方案的優劣。如果你在發燒、昏迷、或是害怕得發抖，做決定很不容易，甚至不太可能。但是，假如你患的是慢性病，你可以動員你比較健康的那部分，好好去做選擇。所以，你做選擇。然而，不管怎樣，隨著選擇而來的就是自己的責任，你必須把責任扛起來。既然選擇很困難，有關誰沒能力以及誰有能力做選擇，當然就很受重視。在照護的邏輯裡，所需能力比較不固定，這並非表示照護的邏輯讓生活比較容易，其實我們還是要做很多。在這裡，動員的不是愧疚感，而是範圍很廣的行動。在照護的邏輯裡，行動者做很多事：他們注射胰島素、藉由感受或測量來避免低血糖發生，並且反制這樣的現象，還要計算自己吃了什麼。但是，沒有一個行動者需要個別行動：在照護的邏輯裡，行動移來移去。某一刻你照護，下一刻你被照護。照護任務以多樣的方式被分擔。這些任務也不時改變。做了某種行動，有時候沒什麼作用，關鍵的問題不是找出誰的錯，而是接下來要怎麼嘗試。在照護的邏輯中，病患有病在身的事實，影響了病患應該要做的事，但並不能讓病患免於採取積極主動的行動。你不用什麼都自己來。你也沒辦法如此，即使醫師自己患病，也需要專業照護。[6]但是你會一直做點什麼。如果你自己無法注射胰島素，護理人員會幫你注射。然而，護理人員拿著針頭走向你，你不是去跟她奮戰，而是讓她執行注射。你也許無法計算自己吃了什麼。於是你遵從飲食營養師的指示，可是還是得由你自己來咀嚼、吞嚥、消化食物。即使這些都不可行，你得用人工進食的方法，你依然是一名行動者，只要你活著，就是你的細胞在燃燒糖分。

在照護的邏輯裡，行動者就是在執行各種實際行動。這不是說大家都不需要做決定，而是說，在此邏輯裡，「做決定」也是另一種實際的行動。以「我該不該認真做什麼運動」這種選擇為例，我們所需要的不只是好好論證。只是權衡自己的價值，這還不夠，你還要平衡你的精力。你得搞清楚你是不是可以準時進食，並測量、調適你的胰島素，這都是做此選擇的一部分。你足球賽踢完、或是慢跑時光結束後幾小時，你的血糖素可能還在下降：你有辦法注意這點嗎？自由是很辛苦的工作。如果你想要在山裡走走，這很好，但只是想要，是不夠的。要能夠走走，你還得投入很實際的工作，這包括好多項實際的小選擇。如果你坐下來量血糖，發現達到 3 mmol/l（54 mg/dL），你就需要吃點東西。但是如果數值是 5 mmol/l（90 mg/dL）、6 mmol/l（108 mg/dL）或 7 mmol/l（126 mg/dL），而你還得再往前爬一小時，該怎麼辦？這種考量會一直持續進行。這陣子，有糖尿病的人不再謹守一些常規，而是可以選擇午餐吃一份、兩份或三份的三明治。但是，很多人（不只是有糖尿病的人）傾向避免這樣的選擇。因為要掌握每天要做什麼、每分每秒都要掌握下一步要怎麼做，實在很累人。所以，我們大部分人都是每天實驗一點，然後建立可行的常規。每天傍晚六點半吃晚餐，週間午餐吃兩份三明治，週六吃三份（在踢足球或是慢跑之前）。比起一直要做新的選擇，這些常規耗費的心力要少得多。[7]

在選擇的邏輯中，行動者做判斷是為了選擇，所以，他們保持一種距離。畢竟，跳開自己來做判斷，比較容易：血糖檢測器、針管或胰島素注射筆，哪一個比較好？你可以評比這些器材精確或不精確，使用方便或很難用。由於這些東西是身外之物，你起碼可以這樣做。等到你用了一陣子，這樣的評價就會比較困難，因為這些器材已經變成「你的一部分」。比起有點距離的東西，對於你自己的一部分，就比較難判斷。要判斷自己的生活，更難。健康照護研究者要我們這樣做，在問卷1到5的量表中勾選。你的糖尿病對你造成多大困擾，0（一點也不）、3（有一些）或5（非常嚴重）？累加這些數字，總和就代表我們的「生活品質」。在照護的邏輯裡，判斷一個人的生活品質，沒什麼道理。你活在你的生活裡，你不能把你的生活跟你自己跳脫，隔著一段距離來建立品質。如果有病患在諮詢室說，「醫師，我生活品質很差」，醫師不會把這件事記錄在檔案裡，而是設想可以做點什麼才好。她會問：「跟我說，到底什麼不對勁？」或是「我可以做什麼來幫你？」在照護的邏輯裡，生活不是被當成事實來理解，而是當成任務。如果你跟你朋友說，你的「生活品質」很差，你朋友會說什麼？她們可能會同情你，但是她們通常不就接著說：「啊，那你要怎麼辦？」她們不會把你當成你自己生活的旁觀者，她們會把你當成是自己生活的主角。因此，在照護的邏輯裡，「生活」（可以被評斷的東西）這個名詞並不是重點，「過生活」（我們做為主體的活動）這個動詞才是關鍵。

在選擇的邏輯裡，行動者受到解放，他們從家父長統治者那裡取得自由。從中取得的自由榮耀，使得我們不容易認可病患其他主動積極的活動。照護的邏輯所談到的病患並不自由，然而，這些病患也不是全然依賴醫師與護理師（也許很父權，也許不見得）。糖尿病患者最開始主要依賴胰島素，那是他們的救命索，還有他們吃的食物；如果發生血糖過低的狀況，還需要他人為自己注射升糖素。獨立很好，可是不要到會要命的地步。同時，其他人也依賴著這些需要依賴他人的病患：他們的同事、伴侶、年老的父母，以及還小的子女。照護團隊的醫療專業也依賴著這些病患，如果病患變得很被動，醫護人員什麼也無法進行。我們有可能支配人，或是幫人做選擇，但是不可能照護那些不願照護自己的人，面對那樣的人，什麼事都沒辦法進行。如果有人很勇敢，沒有求助，也就沒人可以給予幫助。如果病患在家裡沒有注射胰島素，醫師與護理人員甚至不會知道。因此，無論病患處於多麼需要照護的狀態，他們的照護最仰賴病患自己。糖尿病患甚至做了一大堆先前是醫護人員做的工作。在其他疾病的健康照護，通常是護理人員進行肌肉注射，糖尿病患則是自己來。在其他疾病的脈絡，通常是實驗室的技術人員測量相關的血糖值，糖尿病患也自己來。調整藥物劑量傳統上是醫師的工作，頗有一些糖尿病患也會自己來，如果他們沒按時注射，就會依照所需來加減單位劑量。

即使完成了這麼多的活動，作為病患的你仍無法控制整個世界。世界並不乖乖聽話。血糖值、眼睛、其他人、食物、機器等等，每件事都無法準確預測。無論你多麼努力掌控生活的各種環節，終究這些環節都會搞些飛機。你可能成功，也可能失敗，不管怎樣，你就得與之共存。因此，積極的病患必須積極行事，也要能願意放手。他們必須積極掌握自己的照護，對於無法掌控的部分，也就得放手。再度，照護的邏輯對我們最困難的要求是：要堅持，也要通融。醫療專業人員經年累月發展出一種臨床態度：他們被訓練要積極回應病患的苦痛，同時又能平靜接受萬一處置失敗的後果。積極的病患有更艱難的任務：要活力十足，又要了然於自己的苦痛。[8]我們不應低估這些在情緒上與實作上的巨大努力。然而，比起以為你能控制世界這種假象，這可能還是比較好。夢想控制一切，不會使你快樂，而是讓你神經過敏，而且恐怕終究會讓人失望。

照護的邏輯並沒有永遠比選擇的邏輯更好，或是在很多地方比選擇的邏輯更壞。我並不想要做這種一般性的宣稱。但是我想要主張，對於與罹病而難測的身體共處，照護的邏輯絕對比較適合。因此，病患權益運動最好不要太草率地摒棄這個邏輯，而是在看起來對的時刻，檢視、修正、更動、推拉、改變這個邏輯。我這裡所闡述的照護的邏輯，並不是要強化它，或是讓它變成金科玉律。完全不是！這邏輯是液態而彈性的。而這是個好起點，不要只看自己很健康的部分，而是認真看待我們的全部，疾病以及所有。這邏輯期望滋養我們的身體，尊敬我們所屬的整體，寬容地回應我們的失敗，並且堅持繼續努力改善，即使事情一直出錯；不過也不要超過極限，因為最後我們終究會放手。要以臨床的方式來連結自己的受苦，是蠻困難的，不過學習整合、積極進取，與廣納新作法，不只是增強我們的照護能力，還有很多其他收穫。積極放手的能力不只是讓苦痛較易忍受，也是體驗樂趣的先決條件。[9]

改善健康照護

選擇的邏輯與照護的邏輯差異如此之大，值得探問：當這兩種思考與行動模式混合在一起，會發生什麼狀況。就跟我們在真實生活中會碰到的一樣，可能的混攪形式很多樣。在這些時刻，如何將病患的選擇引入到健康照護裡面，也有很多形式。只有詳盡的經驗研究，描繪出這些場景與情境，才可能讓我們解讀不同景況的混攪。我並不懷疑，比起那種我從醫院繁瑣的照護場景中提煉出來的「純粹」形式，有些混攪的方式會出奇地有創意，而且更適合病患的生活。然而，我在本書以一種沒有稀釋、很純粹的形式，試著闡述照護的邏輯，目的是希望能夠強化這個論點。因為，無論病患選擇的神奇之處如何被大聲地讚許，我都沒那麼樂觀。我的擔憂是，引入病患選擇的同時，很多其他事情也會被設定：我們做選擇的情境；我們能選擇的其他可能性；「照護產品」所畫出的界線（不論這產品是我們想要或是不想要）等等。因為照護涉及各種因素，要撮合各因素已經很費功夫，還要多加考量「選擇的邏輯」帶來的東西，會讓我們對照護工作更感挫折。

何況，「選擇」帶有很多層級分明的二元對立，是「照護」所不熟悉的：積極 vs.被動；健康 vs.疾病；思考 vs.行動；意志 vs.命運；心志 vs.身體。如果只是因為病患屢屢在二元對立中的錯誤一方，就把這些二元對立帶入，並不會改善病患的生活。

然而，即使有可能闡述出一種照護的邏輯，說明什麼是「好的照護」，也不是就能對應到現況，來讓大多數照護的做法都能完善。很多做法並不好，或說不夠好。事實上，要達到好的照護，極其困難。然後還有一堆做法，會讓好的照護無法落實，像是科學上的追求、管理上的企圖、經濟上的推拉、以及，對啦，不夠謹慎的專業人員。因此，闡述「良好的照護」，並不是一種描述事實或呈現世界的方法，也不是一種評估、判斷良好照護的準則，而是一種介入。闡述照護的邏輯，是想要以健康照護本身的說法和語言，來改善健康照護。這種語言，主要強調的不是自主性，或是為自己決定的權利，而是著重於日常的生活實作與嘗試，並透過研發出來的照護功夫，讓生活好過一些。就照護的說法來講，人們受到冷落，就是糟糕的照護。沒有時間去傾聽，用脫離情境的方式來解讀身體數值，當病患的日常生活不被納入考量，這就是糟糕的照護。病患要自己獨自處理這些醫療裝置，要自行整合不同專家給予的不同指示，執行這種複雜（有時根本幾乎不可能）的任務，這就是糟糕的照護。醫療專業未能做好實驗，卻急著實施新的臨床步驟，或是更糟，就是懶惰地以早年建立的習慣來行事，這就是糟糕的照護。就照護的說法來講，測量一些彼此不相干的參數，而不去注意日常病痛生活的錯綜複雜，就是糟糕的照護，因為與這些病痛共同生活有時很難熬，而且總是非常複雜。

在訪談時，或是在其他場合，病患抱怨健康照護品質不好，有時會提到沒有被給予選擇的機會，但是更多時候談的是受到忽略。她們自己的特定故事或是個人經驗，並沒有好好受到重視。如果有更多的互動和支持，她們會很感激。或是他們會說，他們沒什麼可以進一步再做的，別人對自己付出的也不夠多。這種被遺棄的感覺，在葛拉德斯先生胰島素幫浦停止運作的故事中，變得明確可見。他最近搬家，新換的醫師不熟悉他使用的幫浦，所以葛拉德斯先生就打電話給以前的醫院。電話一直被轉接，沒人可以給他建議。同時，他也一直擔心自己的血糖值，他應該怎麼做：因為很晚了，所以現在應該吃點東西？他不想要血糖變得過低。但是，他吃東西的時候，血糖一直飆高，那怎麼辦？他不知道該怎麼辦。他沒有注射器跟胰島素，他沒有注射筆。他最後終於找到了製造商，他被告知自己使用的幫浦已經過時，備份零件或是替換的幫浦，都沒貨了，他要怎麼辦？他要找誰幫忙？這種被遺棄的孤單感，一直跟著他，多年後他還是會提到這段經驗。重點不是別人對你發號施令，而是沒人在乎。一個洞打開了，你害怕就這樣掉下去。

整體來說，洞實在太多了。即使有地方可去的人，也可能發現那裡沒人好好地聽自己說，或是也沒人把自己說的當作一回事。沒人在意自己這些經驗：不確定感、恐懼、羞愧、孤單、一直得自己照護自己的壓力似乎永無止境。身體上的議題，像是很不穩的血糖值，也沒有好好受到關注。在我做田野的醫院裡，某次有位醫師請所有門診的糖尿病患填寫一份簡短問卷，是有關病患在過去幾週所碰到的「低血糖狀況」。實驗室無法回溯去測量低血糖，因為這些低血糖狀況沒有在你血液裡留下可偵測的痕跡。但是病患都很能清楚記得大多數的低血糖事件：這些經驗很糟。病患回答問卷時，報告很多「事件」，比醫師預期的多得多。很明顯地，這些醫師在諮詢室時，並沒有例行地詢問這些病患低血糖情況。醫師都讀過臨床試驗結果，試驗報告顯示密切的監控可以有效降低長期的併發症。但是醫師未能觀察到，這些緊密監控血糖的病患，也會有很多血糖過低的情況。我們需要一位敏感覺察的研究者，一份問卷，以及一群願意回答問卷的病患，來凸顯這樣的情況。這位研究者的結論是，我們急切需要針對每名病患的特定狀況，進行更多調整以及關注。這會有助於病患的日常生活（被低血糖所擾亂），也會對他們的身體健康好（低血糖會造成腦部傷害）。這位研究者發表了她的研究結果，但是這些發現在哪裡可以被聽到？還有哪些處理病痛與治療的日常生活經驗，還沒被檢視的？

照護的邏輯希望醫療專業不要盲目地採用臨床試驗的結果，而是謹慎地轉譯，這就是修補功夫。有潛力協助病患的科技，使用時應該要能好好地微調。這需要把照護功夫分攤來做。只有好好關注病患的經驗，治療方式才能適當地調整。我這裡所使用的字眼，都是規範性的。照護的邏輯希望上述這些可以發生，期望這些應該要做，或是要求要做到。然而，實際上，常常都不是這樣運作的。

照護本身並沒有每一次都達到「照護的邏輯」的良好照護標準。想要做好，就得在照護本身改善。這是醫療專業首要任務，而這一切跟在諮詢診間做些什麼有關，同時，這也跟醫療組織的條件如何可能讓諮詢診間以某種方式組合操作有關。我在這裡不多說有關組織的情境，而是去關注診間工作所處的前提條件。生活實際情境也需要好好被整合到科學研究裡，畢竟，是在日常裡，新的介入方式才能加以發展和評估。[10]科學研究對疾病本身以及與疾病相關的事情貢獻了什麼？對我們與疾病共存的生存狀態有何瞭解？公共討論十分關注病患的意願如何在政治上被反映出來，卻很少注意病患的身體與生活在科學上如何再現，這實在很驚人。彷彿我們想要知道的東西，跟從我們身上收集得來的事實，沒有什麼關係。即使如此，這些收集來的事實資料，都太常以變項之間的相關性來呈現，以龐大的數字來測量。理想上，研究計畫應該測量與病患日常生活最有關的項目，但是這種理想很少施行。常見的狀況是，這些變項之所以被測量，是因為容易測量，或是因為這些就是文獻中最常被提到的變項。即使被好好選用的變項，也必須在研究過程的早期就被挑選好了。研究者要是想發現某個介入措施是否有效，一開始就要決定「有效」的標準。然而，介入所帶來的非預期效果，通常都要後來才會出現，這些非預期的效果，也要有人特別去探究，才會被注意到。

健康照護目前最突出的研究傳統——臨床流行病學，一直以來並非為了處理介入而產生的非預期效果而設計。要探尋這些非預期的效果，需要我們對出乎意料的情況保持開放。既然無法預見的情況，就是無法預見，而無法辨識出重要性的變項，就是不能被計算，那麼就該採用其他研究方法，以擴展我們的理解。其中很有幫助的方法，是臨床上的訪談，以及個案報告。好的臨床訪談，病患會有足夠的時間與空間，來聊聊他們認為很讓他們吃驚、艱難或重要的地方；他們異質多樣而且出乎意料之外的經驗應該被仔細聆聽。個案報告則是有關特出事件的故事。這種報告使得事件得以流通，他人也就可以從中學習。個案報告跟理性主義的取向不同，因此過去幾十年來的報告形式幾乎都沒什麼改變，實在需要提升。傳統上，個案報告是由醫師來寫，內容有關個別病患身上所發生的事，對象是醫療同儕。現在我們朝向「作伙修補」推進，個案報告的各個參與元素都可以調整。醫師之外，其他人也可以來寫個案報告，像是其他健康照護的專業人員、病患、旁觀者。人類學家與記者（以不同的方式）也可以實驗以多重聲音來說故事，收集各相關人士的經驗。不要只有一個人罹患一種病的故事，較大的集體經驗也可以是個案報告的主旨。閱讀對象也可以廣泛一些，從醫療專業到其他所有人。再者，傳統上個案報告很隨意地遊走於血液值與恐懼，疼痛受器與工作份量之間，其實還可以納入更多面向與行動者：保險安排、食物產業、附近游泳池的可近性等等。其他像是：不好處理但仍被摯愛著的那位很錯亂的伴侶、好走的鞋子與襪子。種種技法的巧妙在於追查並調整那些相關的特定部分。

然而，如果是要討論如何改善照護，公開講述豐富的故事是不夠的。我們也需要有實驗性的空間，能夠以新方式行動。臨床試驗就是為了製藥產業的創新研究而發展的，是設計來監測產業研發的藥物，是否安全而能夠上市？是否值得花費健保的錢在這些藥？[11]但是，在其他的脈絡，由於沒那麼容易能把販售的東西跟照護過程切割開來，到底要測量什麼也不是很清楚。還有，研發者的角色應該是什麼？產業也許會研發可以轉手的藥物與器材，但是，誰可能會在研發中心開發在市場裡賣不了錢的照護介入方法？這裡有改善的空間：有創意的醫事人員

（醫師、護理師、營養師、物理治療師、病患，以及病患團體）需要時間、金錢以及空間，來為日常生活的照護工作實驗一些新東西。在地的研發成果，如果好用的話，需要傳播到其他地方。於是，即使沒有基礎建設的支持，有關形塑糖尿病日常生活的在地介入，就可以這樣誕生出來。這些做法值得傳到其他地方，但要怎麼進行？這些最能協助跟病痛良好相處的安排，要如何能夠傳給其他地方、處於其他情境的病患？

要從成功運作的做法那裡學習的東西有很多，但還不只如此，討論失敗的情況也非常有建設性。傳統的個案報告通常是討論失敗，因為失敗跟神奇的康復一樣，都讓報告案例的醫師很吃驚。不只如此，如果別人被告知這些失敗案例，也許就可以避免重蹈覆轍。由此來看，當今的課責機制，要醫療人員證明他們有好好地做，實在不可思議。醫療人員不斷地被要求要稱讚自己。來，這是評估表，來說說看你一直以來做了什麼。沒有空間讓人可以懷疑、自我批評，或是問一些困難的問題。然而，通常在認可有些事情應該改進之後，改善就會啟動。在照護的邏輯之下，並不是每件事都會照著軌道進行，要注意摩擦與問題。要認清有些事沒辦法運作良好，不管當初如何用意良善。我們該要有完全不一樣的課責做法。大家不用一直說自己做得有多好，而是可以覺得夠安全來講講自己的做法出了什麼錯，為什麼會這樣。在不同的群體裡，都可以有所作為：跟同一專門領域的分享；或是跟同一病房單位分享，從教授到清潔工；層級可以是醫院、鄰里社區或是國家；可以是醫療專業彼此之間；可以是病患之間；或是所有照護特定疾病的人，不管是醫療專業還是病人等等。只要沒有人被迫進行防衛，就有可能讓批判的外來者，透過嶄新而敏銳的眼光來檢視照護機構。大家可能會想找尋摩擦點與問題點，但不是為了檢視跟處罰犯錯的人，而是想要學習。在諮詢室裡（或是在我這裡呈現的理想化的照護邏輯之中），醫療專業人員與病患共同投入照護工作，這對改善病患生活很重要。在其他的場合與情境，也可透過各種不同的人員組合做類似的事，因此，我們可以共享改善健康照護的成果。

所有這一切，區分好、壞照護的標準，都沒有被事先給定。「界定什麼該被改善」本身就是改善活動的一部分。這種必要的反思，跟嘗試建立什麼事應該做，是不能分開的。這些在實作中界定標準的流動性，有很明顯的限制。大多數時候，在糖尿病的背後，我們能夠感受到死亡的存在。而大多數時候，死亡代表「壞」事，是要被避免的，這樣一來，對於我們想要投入的實驗就設下了限制。健康，是另一種限制，因為我們並無法取得：糖尿病並無法被治療。在這兩者之間，我們如何改善生活，如何好好地與之共存，這些問題層面多重而複雜，很值得一直不斷調整。什麼是好：活久一點，或是活得更充實？可能繼續開車嗎？要不要辭去工作？你要堅持熱愛美食，還是要學習延緩這種滿足感？不會一切都完美。但是你持續試探。這樣做的時候，甚至死亡也並非總是非得避免不可的壞事。到了某些時刻，也許死亡代表一種解脫。死亡早晚會來臨。問題是，我們要死於什麼？

當我們在各個時刻，非得面對種種困難的選擇時，與其個別地跟這些問題搏鬥，不如集體地來處理。大聲地！不只是在診間裡頭，也在外頭。讓我們自己修補，然後謹慎地實驗我們自己的生活。讓我們彼此分享故事，分享那些個案報告。公共生活值得注入各種有關個人事件的豐富故事。不用為了對自由的渴望，就把私人事件隱藏起來。事實上，我所鼓吹的「說故事」，已經正在進行。新聞記者、病患權益倡議人士、社會科學家，以及其他人，已經給我們滿山滿谷有關病痛的故事。我並沒有宣稱我要倡議什麼新東西，而是想要提升「說故事」的地位。說故事並非「僅是」在分享私密經驗，而是一種形式的公共協調。這是我們治理自己與他人的一部分。唯有持續大聲提出生與死的問題，我們才有希望把最好的答案，納入科技、藥物以及健康照護組織，而無論我們願不願意，終究我們是共同使用這些照護措施。[12]

轉譯

這本書的目的，並不是要傳遞什麼是非判斷，我沒有想要批評或讚揚一般的健康照護。我主要論點是想要呈現出提升照護的可能性。但是要怎麼做？我並沒有研發那種大家很想要的血糖監測器，測量精準又不用在手指頭上採血。若要設立一間新的診所，我也毫無幫助。我也沒有發明新的溝通技巧，我沒有匯整各種好好與糖尿病共處的創新點子。當然我也沒有要制定倫理準則，來規範大家如何使用科技、技能，以及如何過生活。讓我可以寫這本書的研究經費，是希望我們能做好研究，以便提出未來能夠落實的政策建議，但我謹慎避免提出這樣的建議。我這裡講的故事還是太少、太零碎，無法深切協助建立我所倡議的公眾對話，那種鮮活、持續討論病痛生活的對話。我的貢獻在別的方面。我在本書想要闡述那種融入良好照護的邏輯，這邏輯太安靜、不容易被聽到。我想要透過語言文字，將此邏輯從診間轉到公共討論。我提供的不是解方，而是語言。這本書試圖要做理論性的貢獻。

照護的邏輯本身，首先是要很實際，攸關積極改善生活。之前，這邏輯無須為己捍衛，或是以這麼多字來捍衛。在沒有多久以前，健康照護以及內含的邏輯都很良好，沒人質疑。這是為何社會科學家與哲學家在一九六〇年代與一九七〇年代開始對健康照護提出懷疑。這些人從批判角度探討良好意圖所造成的糟糕後果；這些人質疑醫療權力，揭露「健康」作為理想的問題。我並不否認這類努力的價值，這撼動很多事，挑戰了許多醫療專業的傲慢。然而，如果批判一直持續，就會變得很機械性。無論批判是否為真，這不再吸引人，因為沒有告訴我們更新的東西。若要以新的方式再次撼動事情，我們需要其他的策略。但是，要什麼樣的策略？到哪裡去找這些策略？我們的理論架構似乎太專注於「批評」的任務。這些架構揭露現況，卻傾向不要探索或建立理想，而只是要動搖這些理想。因此，有關什麼可能是「良好的照護」，就讓給那些理性計算者提出「成效」以及「效率」，作為好服務的指標。但是，到底什麼對病患好，如何與病共處的生活方式，可能會比較好？如果沒有一種語言，共同指向這些癥結，就只能針對個別的問題來回應。結果就是，大家自己選自己要的。社會科學家與哲學家不願意去肯定某種形式的良好照護，製造了一種真空。有一部分原因，就是因為這種真空，讓「自主的選擇」這種原本在別的脈絡所發展出來的理想，很快就占領了健康照護領域。

然而，最近風向似乎轉變了。「選擇」受到一些懷疑，「照護」獲得正面關注。[13]這本書是這種轉向的一部分，並希望能對此轉向有所貢獻。但是，本書呈現的照護的邏輯，能走多遠？我很容易說明這種邏輯如何形成，很多我從先前研究所學到的東西（我自己的研究以及我讀過的他人研究），都滲透這個研究計劃裡。然而，為了能夠對焦且精準，我採用單一的特別案例作為本書的指引。這裡闡述的「照護」，是針對二十一世紀初期荷蘭的糖尿病病患，由他人或自己所提供的照護。即使這樣限縮，還是太廣了一點：我跳過很多的變異性。這個研究並無法像那種全面調查或是全面觀照，所以，如果你要研究另一個不同的案例，你要闡述的「照護」將會很不同。例如，糖尿病患會投入超大量的自我照護，但是失智的病患不會。事實上，逐漸失去照護自己的能力，就是「失智」這類疾病的核心特性。因此，在這兩種疾病的脈絡下，家人、朋友、以及專業人員所需要做的，就非常不同，病患經驗也會非常不一樣。另外一個對比是，糖尿病患的生活需要綿密無盡的照護功夫，與癌症共存的生活，會有比較多清楚而無法逆轉的分岔點。會有一些時刻，癌症病患要決定是否最好接受副作用強的治療方案，還是就算了，朝向死亡也無妨。如果以這樣的框架來看癌症照護，這些無法逃避的選擇與難題，並無法做什麼微調。因此，照護邏輯並非僅有一種組合。我這裡僅呈現一種版本。如果我們改變診斷、專科主義、醫院、財務系統、宗教、規定與規範、就業機會、語言、社會關係等等（可能性無限），我的這個照護版本的某些面向可能還是可以參考，但有些面向就會離的比較遠。用這樣的方式書寫，是希望讀者不是被動地吸收，而能積極地使用。所以，讀者啊，還有很多工作是要留給你們的。這裡闡述的照護邏輯元素，哪些符合你所在的情境，哪些並不符合？哪些部分大致都差不多，哪些有所轉變？哪些部分很值得努力，哪些就不？這本書並沒有提供答案；你必須要自己想這些問題。祝你好運！

這裡闡述的「照護的邏輯」如果搬到其他場域和情境，就得經過一些轉譯。很多轉譯是可能的，但是全都預測到，也是不可能的。但是，我想在此提出最後一個宣稱：照護的邏輯並非僅適用於健康照護，其意涵以及相關性，遠超過此。第一個理由是，「照護的邏輯」的存在，說明了「西方」其實並不吻合自由主義社會理論想要西方社會適用的架構。這些理論把自由與臣服予以對立，理性被當成是偉大的人類特質，或更好的說法是，理性是啟蒙運動的成就。這些理論假設「西方」社會是由能夠進行理性選擇的自由個人所組成：在家裡以及在市場進行私人的選擇，在國家的層次則公開進行選擇。這對消費者以及公民來說是否真是如此，我們就先把這問題括弧起來不談：對病患而言，當然不是如此。這並非因為病患受制於管理他們的人，而是因為病患既受到照護，也照護自己。照護活動以各種不同的方式來分擔，交錯於公私領域的疆界；「修補功夫」涉及脆弱的身體，以及不總是穩當的機器，因此逃脫了那種理性上以為可控制一切的幻想。這些越界的特質透露出照護活動對西方哲學而言，是個異托邦（heterotopias）。異托邦是一個「另外」（other）的地方。這空間使得我們能從新眼光來看舊議題，以好奇的耳朵聆聽想當然爾的事情。[14]然而，有關照護的異托邦，並不在他方，而是就在照護裡頭。這空間提供了各種對照，幫助我們更理解「選擇」，也呈現「選擇」的限制所在。

選擇的邏輯當然也注入很多實作，但是並沒有表達出「西方」社會的每一件事。糖尿病的生活，就不在列。不只糖尿病的生活，還有什麼是超出了選擇的邏輯？教育；農耕；航海；音樂創作；打架；建築；拍片；養小孩；製作電視節目；投入科學研究；愛；烹飪；打掃；寫作。這些都有自己的風格，或是有各種不同的風格，還有各種各樣的邏輯等著被開拓。[15]因此，這是我的宣稱。在這本書，這個把自己當作世界的地方省份，要（再度地）被放回到小角落。「西方」並沒有以理性當依據的統一見地，能放諸四海皆準，沉浸在啟蒙的勝利光芒之中。如果「西方」要是個什麼，那該是一種混合物，內含歧異甚大的想法與做法。各式各樣邏輯的異質組合，並存著無法化約的多樣語言，交織著各類相異的做法，是各種矛盾的聚合體。[16]

但是，我們各種實作背後不同的邏輯，會彼此衝突，但也彼此依賴。沒有農夫，消費者沒東西吃。沒有照護，公民得了麻煩的病就會死。沒有家，作家無法睡覺。每一種邏輯創始時，都起於一個特定場域與情境，但也都往前推進。這些邏輯從一地走到另一地。選擇的邏輯進到了健康照護，帶來了知情同意書、訴訟、針對病患的廣告，以及口號「這是你的選擇」。我的論點並非是說這些邏輯一定不可能往前推進，或是通常越來越糟。我想是質疑的是，對於這個特定的案例（病痛）來說，這是否是我們想要的。我要主張的是，選擇的邏輯與病痛生活並不太搭，但是這些邏輯不需要留在起始點，不用把原初地當成是唯一可歸屬的地方。就拿照護的邏輯來說，這本書就是想幫忙強化、活化此邏輯。但是，如果我強調健康照護本身值得提升，這並不表示只能在健康照護內部來達成某些做法。做法有可能各處移動。[17]但是，要去哪？如果照護的邏輯被輸送到其他的地方與情境，又會怎樣？

並沒有簡明的答案。良好的照護要求針對特定情況有特定做法，但在很多情況下這也許蠻難施行的。在特定情形下，一般的法則（例如那些法律所偏好的方式）常不夠特定，但是這些法則有容易使用的優勢，例如：感覺自己受到不公平對待的人，可以拿來使用。照護的邏輯沒有固定的變項，這產生彈性調適的可能性，但是也意味著沒有一定要固守什麼。照護的邏輯認為生活中難以避免失敗，這表示碰到臨界點時，或是更糟的是，界線被逾越時，我們很難建立什麼處理原則，所以很生氣也是恰當的。照護的邏輯有沒有「批評」的空間？要人們堅定但不沉溺，充滿活力但不要過度用力地繼續往前，這是很好的。但是人們要到哪裡去找所需要的勇氣與能量？照護工作需求甚大，尤其是在病痛處於危急的關頭。還有呢，在健康照護領域，通常是由受雇的專門人員來進行她們專精領域的照護工作。這些人共同精進知識，發展專業精神。她們會被叫來協助常民進行照護工作。但在很多社會生活領域，這樣的專業人員大多缺席。更廣一點來說，我們也許會設想，若要讓照護做得更好，需要什麼樣的制度條件。

推動照護的邏輯，有很多重大限制，甚或是異議。但是，照護的邏輯的元素清單，也可能對其他領域深具啟發，這部分相當驚人。以誠實面對失敗與悲慘這個例子來說，疾病、死亡、受苦、問題，這些都是照護的邏輯從一開始就面對的，而不會當成是雜音來去除，也不會當作是令人討厭的侵犯而要極力避免。這些情況不會被邊緣化，而是要加以討論、調整，予以關注、照護。過程中，不會祈求那種虛假的確定性，因為沒有必要這樣做。在照護的邏輯裡，懷疑不會妨礙行動。態度是很具實驗性的：你與世界互動，一面探索什麼可以帶來改善，什麼無效。這對於很多情況也很有幫助：缺水，缺食物，缺乏清淨空氣，缺乏空間，不管生命受到威脅的是人類、動物、植物，或是生態系統。[18] 一試再試。無須過度樂觀，因為到頭來會讓人失望，但是沒必要為失敗主義找理由。不要再渴求那種完美或全面控制，而是持續嘗試。但是，這是要對誰訴求？誰該一直嘗試？誰該行動？答案是：每個人，以及每件事。在照護的邏輯裡，行動者沒有固定不變的任務。那個正在行動的「我們」，也許會改變。也沒有必要在科學的、商業的、政治的，或是其他集體的行動者進行區分，去建立誰該做這個或那個。在照護的邏輯裡，行動比行動者更重要。行動也許可以分享、輪流來做。更甚者，並不需要將這些不同的活動——收集實情、販售產品、通過法案，以及注射胰島素——以不同的原則予以區隔開來。這些活動都是要馴服問題，常也同時製造了問題。這些活動形塑了生命。[19]

所以，讓我們來探索，在健康照護之外，還有哪些地方值得推動照護的邏輯。對於那種帶來苦痛的市場，引介照護的邏輯，可能可以協助馴化。如果政治不只發生在政府層次，而是會散播到其他領域，那也需要新的型態與形式：照護的邏輯也許在此能有些啟發。調整與修正，無疑是必要的，需要根據不同的情境來做不同的修改，這很值得試試看。很多時候，將判斷作為一種道德活動，讓行動者把自己放在外人的位置，是很不足的。本來期待科技可以乖乖聽話，達到重要的目標，可是卻又常碰到非預期、我們根本不想要的結果，讓我們大感意外。所以，與其想著我們是局外人，還不如去明白我們是從內部行動、並試著改善。最好是耐心地進行修補，調整我們的機器、我們的習慣，以及我們自己。讓我們放棄那種「我們人類」統治世界的假象。讓我們有所克制，不要一直區分能者與弱者。因為，每次當我們想要控制又無法達成時，我們就被認為準備不足。所以，讓我們改以照護吧。這世界——或是照護的邏輯提醒我們的——並不是我們可以從局外來看待與評斷的，而是，我們都陷入其中，從中參與，包括身體與其他所有一切。一直以來都是如此，直到我們死去。

致謝

二〇〇五年的春天，我分別在美國西雅圖、聖塔克魯茲與克萊蒙特等地的學術場合上發表過本書章節早先的版本。在我準備前往美國的數周前，聖塔克魯茲當地的主辦人寫信來，詢問我能否將口頭報告的文章寄給他們，幫助會議所安排的評論人預先準備。我如此回覆：「當然沒問題！我是有一份文章可以寄給你們，假設評論人能夠閱讀荷蘭文的話。」當時本書尚處於荷文版的萌芽階段，我也藉由揶揄英語系讀者無法閱讀的方式，來緩解自己無法轉換母語的挫折感。某種程度上，我從他們對於不對稱性的愧疚感（我閱讀並書寫他們的語言！）中獲得無以名狀的慰藉。然而，我卻在以下這個情境裡受到重擊。隔天，我開啟收件匣，收到一封訊息，來自當時於聖塔克魯茲攻讀博士的 David

Machledt。以荷蘭文書寫的訊息。他荷文的書寫可能有著些小錯誤，但是並沒有任何妨礙我理解的情況。是的，他寫了，送出了荷文訊息，「我會試試看。」他說。而他也確實做到了。

因為David Machledt的緣故，我無需將文稿譯成英文。他不僅對第三章草稿提供了很好的評論（David，多謝！），他更打算以荷文閱讀剩下的其他篇幅。除了David，那些場合的其餘觀眾亦激勵了我，讓我想要嘗試去觸及他們。於此，我要謝謝Janelle Taylor、Nancy Chen和Marianne de Laet的邀請和協調。以及一年之後，Lisa Diedrich、Rebecca Young和Rayna Rapp提供我機會，讓我獲得來自石溪和紐約聽眾的提問與建議。也在此感謝Michi Knecht、Stefan Beck及其他參與者，在鄰近柏林的某個小城堡中，在一場振奮人心的國際工作坊給予我許多提點。

我在英國米爾敦凱恩斯的開放大學發表了本書的概要。負責籌畫的Steve Hinchliffe和Nick bingham，以及在場所有發表人，都給予了我非常有幫助的回應，包含他們對於前一版英文草稿的批評與鼓勵。我同時要謝謝Nicolas Dodier、Arthur Frank、David Healy、Talyor Moreira、Ingunn Moser、Vicky Singleton、Steve Woolgar還有Simon Colin對倒數第二個版本慷慨提出的評論。在翻譯計畫過程激盪出諸多問題，其中相當重要的一點在於荷式表達中的logica van het zorgen，最適合的翻譯究竟是the logic of caring（強調我們要處理的是一個動態的形式，以及一個過程），亦或the logic of care（和the logic of choice有著較明確對比，一個聽起來比較妥當的詞彙）。感激Nick Bingham替我做的決定，同時也謝謝他細膩的關照本書其餘部分的想法和文字。

全文的初譯最初是由皮克語言服務社的Ron Peek負責。他在相當緊湊的時間內完成了令人激賞的成果，我由衷地感激他的辛勞。然而，像這樣仰賴著繁瑣細節文字的寫作，翻譯時用字遣詞的難度是富饒趣味的挑戰。字彙語句必須被轉化。除了投入斟酌用字之外，我也刪除了許多和荷蘭文獻對話的註腳，並加入新的文獻，以更適用於「國際」的讀者。在這個過程中，這本書逐漸從針對荷蘭公共事務討論的介入，轉變成流傳更廣的版本，但是並未因此否定原先是由某個特定地區——荷蘭——為出發點。或是說，這是我所期許的。

我最大支持來自約翰・羅（John Law）。他來回閱讀手稿多次，更正本書所使用的英文。他不僅肩負起「帝國主義者的語言責任」，也同時指出文中的閃失和斷裂。他鼓勵我持續嘗試。即便當我的照護研究還停留在荷文版的階段，約翰・羅因為很看重這些故事，每每在困難問題浮現時，與我一起討論。

還有許多人在本書寫作的初期階段提供了協助。我相當感謝ZON/Mw，「荷蘭健康研究與發展組織」（Netherlands Organization for Health Research and Development），提供經費，使得我能撰寫此書；也感謝NOW，荷蘭科技研究組織（Netherlands Organization for Scientific Research），特別是他們的「倫理、研究與政策」部門，提供我早期研究的經費，為本書打下基礎，也提供了我目前研究計畫「好的食物，好的資訊」的獎助。蘇格拉底基金會支持我以政治哲學教授的身分擔任一周一日的蘇格拉底主席（Socrates Chair）：我非常感激他們對我的信任。我同時也要謝謝特文特的哲學家們，特別是提供我學術歸屬的Hans Achterhuis。我在Z醫院中學到了很多，最重要的收穫來自Edith ter Braak、Guy Rutten和Yvonne de la Bye。Claar Parlevliet與Efanne de Bok做了非常好的訪談工作，並幫助我從事資料分析，謝謝你們。當然，最首要由衷感謝的是，所有允諾我得以進入「與糖尿病共存」的病患們。他們實際的身分隱藏在本書創造出來的假名背後，然而我期盼著，他們在閱讀本書之際，對於我擷取片段以呈現他們生命故事的方式，會感到開心。

在此，我也要感謝內科教授Willem Erkelens邀請我進入他工作的領域，並鼓勵我寫下那裡發生的大小事，即便他不時會問我「你什麼時候才要在真正的期刊上發表？」——指的是醫學期刊。然而遺憾地，他在本計畫完成前，就不幸過世。這本書剛以荷蘭版出版時，知識分子的典範、嚴格又包容我的社會哲學老師Lolle Nauta，也辭世了。我的母親也過世了。也許《照護的邏輯》大多立基於這陣子的田野工作，但終究來講，我想我的朋友Jolanda Kremer，早在數十年以前，就展現了何謂與疾病共存、何謂從共存的生命中死去，他替我上了最寶貴的一課。

但是幸運的是，那些與我密切合作的朋友，我們持續共同發展亦各自獨立嘗試著釐清什麼是「好的照護」，我在此感謝：Dick Willems、麗塔．史楚肯（Rita Struhkamp）、Tsjalling Swiertsra，還有，最重要的，Jeannette Pols。另外，還有許多朋友及同儕與我討論過照護這件事，或是對本書早先的版本提出過一些建議：Mieke Aerts、Marianne van den Boomen、Irene Costera Meijer、Hans Harbers、Mirjam Kohinor、Bernard Kruithof、Geertje Mak、Amâde M'charek與Nienke Uniken Venema。我同時獲得來自Ingrid Baart、Conny Bellemakers、Yolan Koster-Dreese、Hilde de Jong、Brenda Diergaarde、Alice Stollmeijer、Evelien Tonkens及Pieter Pekelharing重要的鼓勵與批評。我還要感謝Stefan Hirschauer。他尚未看過本書的荷文或英文版本，也許謝他未必適切，但是他提供的想法總使我渴望變得銳利。

早在很久以前，我的父親教育我什麼是臨床的態度所需承擔的，同時我也浸淫在母親的地理學觀點，兼具物質與社會的角度。我現在的家庭，始終是珍貴無價的。Peter van Lieshout對於本書最初期的草稿，給予了許多有用的意見，更加重要的是，他全心全意支持著我想要成為古怪哲學家的執念。我們的孩子Elisabeth和Johannes，他們的活力讓日常生活如此值得。我將這本書獻給他們。

譯後記
翻譯的照護邏輯

吳嘉苓

很高興有機會代表譯者團隊寫譯後記。翻譯過程跟本書描述的糖尿病生活一樣，有著各種混亂、疑惑、挫折、支持與喜悅。一本書能有個翻譯後記，如同有個本書倡議的醫學期刊個案報告一樣，也許在證據力的等級落在最低層，卻是坦承揭露的好機會。為此我感謝出版編輯以及我們譯者團隊給我這個機會。

在二〇一五年我在歐洲研究委員會的會議中，跟安瑪莉．摩爾首次碰面。之前讀過她的經典之作，在STS國際會議聽過她有關食物研究的開場演講，EASTS期刊也邀請她擔任審查人，不過這還是第一次面對面的交談。她知道我的研究領域之後，問我有沒有讀過《照護的邏輯》一書，我很尷尬地表示沒有，而她也提到這本書在她的各種作品中並沒那麼受到看重，她也覺得很奇妙。由於我們參加的會議需要碰面數次，幾個月後再見面時，我看完了書，甚受啟發，她問我可否翻譯，版權上也很樂意支持，我就一口答應了。特別是，近年來社會人文研究，有一些探索實踐理想的新取向。無論是真實烏托邦、性別化創新，還是本書的照護邏輯，既能敏銳於學界批判的任務，也意圖建立一些新作法，很值得刺激本地討論。何況，賦予病患選擇並非就是解方，還有甚多矛盾，在台灣脈絡也有許多相關辯論，這本書應該可以豐富我們思辨與實作的資源。

如同書中所言，照護的邏輯就是把事情做好，但是到底怎麼做才會好，往往不會在行動之前就決定好，而是在做的過程中一路建立。翻譯當然也是。我先找到了夢幻翻譯團隊。學術界的同行常常忙於研究、教學、行政與社會參與，也可能身兼各種照護工作，要挪出時間從事翻譯工作，實屬不易。因此，我打算邀約幾位可能對此主題感興趣的朋友參與，並按照專長分配翻譯章節。每個人都爽快地答應了。於是，在二〇一五年的暑假後，每個人——除了我——都把初稿譯好了，並且開始按照我們的原訂計畫，互相校訂。嘉新剛剛迎接雙胞胎，成為三個小孩的爸爸，在坐月子中心完成譯稿，超準時交稿；昭君要計算兩百份期末成績，也順利完成了初稿；于玲剛到醫學院任教，摸索著醫療社會學的教學，也認真把此書當作是重要資源，也陸續完稿；還有當時擔任我研究助理的新誼，一面工作一面準備出國留學，認真投入她第一次的學術翻譯。只有我一直拖稿，嗚嗚。

二〇一五年的暑假開張，但是現在寫譯後記都是二〇一八年初秋了。除了我的拖稿，也有各種意外，包括檔案的錯置，統整校訂比原來想像得費工。「在選擇的邏輯裡，人就是要對選擇之後所發生的事負責。照護的邏輯不一樣。直接面對錯誤，比較睿智，不要一直去找自己錯在哪裡，或是怪罪別人。」在我翻譯這一段的時候，苦笑之餘，也就是直接接受自己的錯誤，持續摸索與調整。

這本書在寫作上把醫護人員當作是可能的讀者，主文力求避免太多學術用語，文獻探討都放在附註。當時我速讀英文版本，覺得甚為親民，但是真正斟酌翻譯，卻遇到很多困難。我曾在某次去布魯塞爾開會的路上，在阿姆斯特丹先下機，到安瑪莉家裡跟她商量翻譯事宜。其中，本書的重要概念 doctoring，就非常需要跟本尊討論。之前有些同行會翻譯成「醫治」，但是安瑪莉跟我說，她想要表達的是 mending 之意，而且不是 fixing，不要是修復，不要太強調成功。她說，想要的是跟「控制」相反的字眼，有一試再試的意味。「一再試著修補」是她最想傳達的，她問我中文有什麼字會比較強調這種一直做的情況，我想了想，就說可能可以用kung-fu（功夫）吧。要把doctoring翻譯成「修補功夫」，可能蠻需要說服看過英文版的讀者。也許doctoring的英文選字，不見得最恰當，或是比較適合從荷蘭文的語法來了解，但是我們不懂荷蘭文。安瑪莉家的客廳討論會之後，還有愉快的散步健行，讓我對她更了解，於書中的健行篇章也特別有感。不過真正進行共同翻譯大業，歷經來回修補的繁複過程，真的不是我當初能夠設想到的。

作伙修補的，不只是原著作者，還有我們譯者彼此，讀過部分初稿的學生，以及統整本書的左岸文化編輯林巧玲。看著三年來，來來回回的追蹤校訂、增補註解、以及郵件通信，這本小書的中譯本還真是實踐了一試再試以修補的照護邏輯。過程中，我們也各自請教許多同行，謝謝雷文玫、黃克先、陳瑞麟、二〇一七年春天在台大社會系修醫療社會學的碩博士班學生等等的協助與建議。譯者群也想謝謝彼此的琢磨砥礪。譯者們力求嚴謹，但也記著安瑪莉的提醒，翻譯值得有些彈性空間，讓本地讀者易於閱讀也十分重要。我特別想感謝大家對我的包容與諒解；當年嘉新迎接誕生的嬰兒，都已經開始在爸爸腳邊讀著巧虎了，這本譯作的預產期卻一再因為我的緩慢作業而更改，但最後總算生了出來。

最後階段的助攻，也令人感念。新生代開發的「STS多重奏」部落格早於我們完稿之前，就推出陳俐伊的書介，令人驚艷，我們很開心本書能有她結合照護現場的推薦序，超接地氣。林文源多次運用此書概念，也進行台灣慢性病體制的相關研究，他慷慨允諾從學術研究的角度導讀，也提出台灣版本問世的意義與限制，十分珍貴。也太幸運有左岸文化編輯林巧玲的統整功夫，以及細心校訂，這本譯本才能順利出版；我讚嘆她的專業編輯之餘，好希望一開始就由她來領導我們。安瑪莉特地為此書寫了中文版序，並贊助第一刷的免費版權，以增加我們推廣此書的資源，揪感心。即使群策群力，我想譯稿的錯誤可能仍然難免。我們就保持開放，期待讀者的指正，持續作伙修補。

活化照護的邏輯，不只在糖尿病生活，也不只在翻譯歷程。期待這本譯作帶出更多的交流與開展，這是我們翻譯的初衷。

回應
作為在地實作的使用手冊

林文源｜國立清華大學通識教育中心教授

> 定義正確的照護與瞭解阻礙其實現的力量，是朝向真正可負擔方案的根本途徑。若無法達成這些，將讓普遍可近的高品質、經濟有效與具同理心的照護，成為永遠無法企及的海市蜃樓。
>
> 《刺絡針》（*The Lancet*），第三九〇期，封面

一、添足

很高興在吳嘉苓等人與左岸文化的努力下完成安瑪莉．摩爾（Annemarie Mol）這本小書的中譯。我認為本書是最重要的當代經典之一，對於反思醫療、科技與社會、哲學研究，甚至如同前引文中《刺絡針》所關懷的醫療實務工作都有相當幫助。

由荷蘭某醫院糖尿病照護實作的民族誌出發，本

書以病患選擇為提問點，探討常見在消費市場或民主政治裡所蘊含的「選擇的邏輯」與各種難題，並提出另一種關照在地脈絡、共同協作、嘗試微調的「照護的邏輯」。不只是論證，全書還嘗試透過寫作體現照護的邏輯。儘管這是一個學術議題，但行文全無學究味，加上學術對話細節都隱身附註，循著案例剖析娓娓道來，讀者可以輕鬆享受這本精彩的小書。

本書雖然輕鬆，字裡行間卻與許多學派和重要概念對話、協作與微調，開展微言大義。謹此，權充畫蛇添足，以我的理解與在地摸索為線索，協助讀者放慢閱讀速度，體會本書深度與廣度。

二、線索

本書靈巧地觸及許多重要議題，無論是導論與結論中關於西方與他者、自由與個人主義、方法論、倫理與規範、轉譯／變[1]的反思，以及兩種邏輯的區分，或是第二章〈消費者或病人〉關於市場的消費選擇與切割、第三章〈公民與身體〉

關於民主政治的公民預設與其身體、第四章〈管理 vs. 修補〉關於有限的專業主義如何關連到無限的病患抉擇與實現脈絡，以及第五章〈個人與群體〉關於各種治理與合作的可能。這些論述簡潔扼要，有待讀者細細體會。尤其是在體會其繁花似錦的學術對話之餘，讀者可進一步體會本書與現有學術研究、《刺絡針》等實務討論的關係。以下先以幾段個人受用無窮的引文，闡述反覆穿梭的三個核心線索。

（一）工具

如果邏輯是鑲嵌於實作之中，要闡述這些，就需要浸淫到這些實作的世界。這是為什麼，除了援引哲學之外，我也採用了社會科學：我進行田野工作。傳統上，哲學家把自己跟尋常事務隔離，僅以說理來闡明論點。過去認為理性的推論可以產出放諸四海皆準的論點。然而，哲學文本中仍有實務經

1 translation 在本書翻譯為轉譯，但若根據作者使用的行動者網絡脈絡，行動者能「轉譯」人類行動者，但無法轉譯非人行動者。轉變是較為恰當的對稱用法。本文尊重本譯本之翻譯，但一般行文使用轉變。

驗的世界……

離開書房的哲學家要驚訝了。檢視實作，不是要蒐集適合的案例，而是要得到新的想法。好的案例研究啟發理論，形塑點子，轉換概念。雖然不會就此發展出放諸四海皆準的結論，但是這些案例本來也就沒宣稱要這麼做。相反地，這些學到的想法，還蠻特定的。如果我們浸淫在一個案例夠久，我們也許能判斷在特定的場景中，什麼是可接受的、被期待的、或是有所需要的。

（第一章「方法」一節）

首先，本書展現摩爾一貫的學術立場與方法：由特定個案脈絡與實作，闡述與挑戰普遍命題。上述引文中清楚指出這種經驗哲學（empirical philosophy）立場：一方面，雖然一般認為哲學應由抽象推理獲得普遍結論，然而，摩爾認為哲學是一種論述實作，充滿哲學家與其處境脈絡對話，進而產生概念資源的個案特質。因此，另一方面，我們需要逆轉經驗個案與抽象理論命題的關係：若論證與推論是一種實作，則其歸結的所謂普遍性只是個案特定性被隱匿的結果，並不具有根本、必然或本質意義。因此，相較於挑戰或加入哲學抽象論辯，摩爾宣布進入個案，或是說，不應離開自己的脈絡與個案。[2]因此，呼應「沉浸案例」的呼籲，本書結論說：

用這樣的方式書寫，是希望讀者不是被動地吸收，而能積極地使用。所以，讀者啊，還有很多工作是要留給你們的。哪些這裡闡述的照護邏輯元素，符合你所在的情境，哪些並不符合？什麼大致都差不多，什麼有所轉變？哪些部分很值得努力，哪些就不？這本書並沒有提供答案；你必須要自己想這些問題。祝你好運。（第六章「轉譯」一節）

哲學如此，其餘學術實作亦然。本書結論強調由個案的特定性介入普遍議題，並再明確提醒讀者謹記，這是一個關於荷蘭、醫療照護、糖尿病的案例，具

2 Mol（2002）的 *The Body Multiple* 更為全面由動脈硬化症案例闡述她的學術觀點以及對醫療實作提出的研究取徑，值得進階閱讀。

有特定意涵，僅供參考。讀者要借道此書，尋找自己的個案、脈絡與問題，才有適切的答案。

（二）方向

那麼要如何尋找呢？摩爾建議：

照護不是執行知識與技術，而是以知識與技術進行各種試驗。……讓我們一起試驗看看、體驗看看，喬看看，很具體地操作，不打嘴砲。這絕不是容易的事。作伙修補（share the doctoring）要求每個關係人都要嚴肅看待彼此的貢獻……一面從事創造性、謹慎的試驗，同時也尊重彼此的經驗。他們要讓所有可變的變數，彼此協調合宜，但又要注意每個人的強項與限制。如果需要，他們要改變一切，包括自己。作伙修補要求我們不把任何事情當成理所當然，或是事先給定，而是尋找我們可以做什麼，好來改善與病共存的方式。（第四章「管理醫師，或是作伙修補」一節）

儘管本書針對消費邏輯、解放論述、專業主義的各種見解，其根源都指向由關注選擇本身，轉向探討選擇與其實現的複雜脈絡。這種精神體現在本書的論述方式：當不再認為有任何大論述能夠掌握事物根本或本質，便要真正深入個案與脈絡，那自然不能只是一種論述，也不能只有論述。也因此，不同於一般研究者先選擇立場，以對醫療實務進行批判，或是拆解醫療論述迷思，卻不再告訴我們新東西（第六章「轉譯」一節），本書提供另一種介入方式。

本書的醫療照護世界充滿各種人員、組織、論述、情感、制度、圖像、知識、技能、儀器、身體、企業、表格，甚至訴訟等無窮盡事物。由這些異質事物所促成的不同現實，有些能被論述批判所連結與改變，但有時只是激發更多論述，且多數論述在經過無窮的中介後，即使發揮作用，也伴隨更多非預期效果。

因此，本書強調置身事內的介入：與各種醫療照護知識與技術一同進行嘗試。因為研究論述只是介入現實世界的方法之一，且批判只是一種可能性。如本書闡述，正是因為現有知識技術在當前世界中驅動著各種事物與實作，促成鑲嵌各種「選擇的邏輯」的現實。也因此，要趨向本書建議的「照護的邏輯」，就無法直接否定任何一方或是歸咎單一根源，而必須嘗試由參與協作開始，認清彼此侷限與貢獻，微調再微調以達至適當地與疾病、彼此能力及理想共處的方式。

（三）異托邦

更具體地，在共同參與以促成現實時，讀者的任務是什麼呢？根本精神是：不應只是批判、要求其他專業跨出侷限，更應讓自己跨出去而變形。這有以下軌跡可循。首先，就案例上，摩爾已在本書諸多註解裡，提示了與她提到的案例有一定親近性的其他個案，讀者可以由這些線索按圖索驥、練習提問。[3]其次，就方法上，讀者可以進一步體會摩爾運用的解析實作邏輯方法與各種行動者網絡理論（actor-network theory，ANT）取徑的親近性，並依各人領悟嘗試在地運用。[4]

若不拘泥於案例與方法，更進一步拓展，請深思摩爾由「照護的邏輯」異質化「西方」，並想像其他世界的可能性：

這裡闡述的「照護的邏輯」如果搬到其他場域和情境，就得經過一些轉譯。

很多轉譯是可能的，但是全都預測到，也是不可能的。但是，我想在此提出最後一個宣稱：照護的邏輯並非僅適用於健康照護，其意涵以及相關性，遠超過此。第一個理由是，「照護的邏輯」的存在，說明了「西方」其實並不吻合自由主義社會理論想要西方社會適用的架構。……這些越界的特質透露出照護活動對西方哲學而言，是個異托邦（heterotopias）。異托邦是一個「另外」（other）的地方。這空間使得我們能從新眼光來看舊議題，以好奇的耳朵聆聽想當然爾的事情。（第六章「轉譯」一節）

3 例如，本譯本第四章對於荷蘭與台灣使用不同血糖量測單位的說明，並細心地連結到本書關於統計、分類的規範性事實意涵的討論。這件事或差異在各地如何實現？此差異的規範意涵為何？牽涉哪些實作？都是可能性。

4 廣義ANT已有多種探索取徑：除了最早跟隨行動者的轉變社會學（sociology of translation），還有闡述實現多元可能性的方法叢集（method assemblage），以及探索事物如何連結與重組的連結社會學（sociology of association），加上本書嘗試解析鑲嵌於實作中的不同邏輯，都在嘗試釐清異質實作造成現實的各種面向（林文源 2018）。

然後，摩爾在此加註，提到傅科（Michel Foucault）的異托邦說法，以及人類學家史翠珊（Marilyn Strathern）和漢學家余蓮（François Jullien）的工作。她如此評論余蓮：

> 他以中國哲學作為異托邦，以一種全然的新意來詮釋西方哲學（Julien 2000）。解析傳統中國思想，與闡述現今荷蘭糖尿病患日常生活的田野工作，這兩者很明顯在很多地方都差異甚大，但是作為對於哲學思考的介入，這兩者十分相關。（見第六章註釋14）

在此，本書指向未知的認識空間。十年前，我初閱本書時，這個註腳令我震驚。對當時長期困擾於「西方」理論與「在地」案例糾葛，但積極以台灣醫療案例拓展ANT邊界的我而言，這開啟了一個（余蓮意義下的）思考間距：如何用不同方式聆聽田野裡那些理所當然的相互描述，例如西醫、中醫、另類醫療與病患之間？如何可能有不同方式讓這些描述中的「問題」（例如：無所不在的中醫）

成為「思想」資源，而不直接斥為迷信或想像？而這些在地實作與資源如何可能成為「西方」、「我們」[5]、理論的異托邦？

三、關照

由當年開啟的「間距」思考點，以下是個人據此關照在地的摸索。謹供參考。

（一）理論

間距，首先引發警惕。我在進行醫療田野時，不乏接觸新知識與技術，且更熟悉一波波國際新醫療，以及人社理論浪潮對本地知識社群的洗禮。要如何理解，甚至是回應，類似譯介本書理論或知識的實作已有許多不同討論，在此無法深究。可能有幾種常見問題意識會被拿來界定本書：其一，作為對在地主體性的

5「我們」是誰呢？生物醫療、中醫、病患、跟隨哪種理論的研究者呢，或是這些類屬之外的哪些事物呢？異同之間又有何意涵呢？他們如何思考或不能思考呢？

干擾。因此，追隨理論浪潮意味著迷失在潮流中，妨礙在地認識主體的形成，而本書可能是誘惑之一。其二，後進追趕作為生存與競爭方式。快速引進與學習作為追趕捷徑，因此引入本書新知有助於提升國際競爭力。其三，作為特定歷史後果與宿命。本書的作用也可能再次加深後殖民的追趕情結或引發本質化在地與國族的怨懟，反而證成永難翻身的詛咒。[6]

然而，本書不斷提醒「荷蘭」、「個案」、「轉譯／變」的用心，不但在異質化「西方」與哲學／理論，而且，若就摩爾建議的「照護的邏輯」，本書更建議在本質化、後進與去殖民取徑之間協作，尋找可能路徑。這是我個人的企圖與想像。也是在此意義下提出建議，希望認真體會照護邏輯的讀者，能夠先避免僵屍化在地、浪漫化其論述，或直覺地排斥本書。[7]這是避免誤讀、誤用本譯本的準備。

（二）遺忘

之後，忘記本書。這不是故做驚人之語，亦非真的腦袋空空。重點在於，要拉開與理論的距離，必須先讓理論有用，而根本要訣是使它保持活力，不要殭屍化理論。避免看到ＡＮＴ就聯想到八〇年代的非人行動能力（nonhuman agency）、看到摩爾就只是多重、個案與邏輯。這尤其適用於本書。如摩爾建議，先跟著本書思考，然後，讓其還原為摩爾所處的荷蘭、糖尿病、某醫院、及各種學術對話的在地、個案與工具。最後，「祝妳順利」，回到自己的脈絡與問題。

或許讀者也已發現，循此意義，本導讀幾乎都環繞著方法。也因此，本導讀事實上是個使用手冊。這是跟隨本書正視案例，不再糾葛、崇拜、受限於、受害於（包括本書的）理論框架，希望有助於引導讀者：如何思考在地的不同世界與問題。

6　三種問題意識與其交互作用對在地醫療、科技與社會研究的影響細節，請見林文源（2015）、Chen（2015）與 Law and Lin（2017）。

7　請注意，本文的在地都是指內在於情境的 situated 意涵，而非有限地理區位的 local 意義（Haraway 1988）。

（三）介入

因此，必須踏進去且跨出去。若是努力深入在地，在不同實作與對話社群交會中，必然產生不同的關切與問題，而這更具體地牽涉到在地協作。以研究來說，現實問題是：以何種議題與誰對話，然後可以驅動誰？例如，我近幾年進行台灣的糖尿病醫療實作田野中，受訪者也關心選擇自由，但卻有不同在地脈絡。例如，有志改善慢性病醫療的醫師經常批評幾種在地選擇：一種是關於病患不聽勸誡，選擇濫用中醫或另類醫療，因此，延誤病情。另一種是關於健保容許病患自由就醫，因此，病患選擇擠往醫學中心的門診，加重健保與醫療體制惡化。而後者當然又牽涉到在高舉民主（也是另一種選擇）的台灣政治情勢下的醫療政治化，無法落實健保法的分級醫療。對此，醫師們也經常指向（各自理解的）其他國家制度為解方。相對地，在地醫療照護的人文社會研究中，則有另一片風景，其中雖不乏討論醫療、就醫、政治或公民選擇，但和醫界彼此甚少對焦，遑論協作與改變。

在此暫不深究各種論述促成何種醫療照護、反映何種規範性現實。如摩爾預期，這本書希望強調的是，進入在地現實時，在不同脈絡我們無法看到一樣的糖尿病、照護或選擇，但是這不妨礙我們仍必須與各自的在地知識與技術一同嘗試。而這就是跨出本書的時機了。例如，若要能夠在一定程度與台灣現有醫療照護政策、社會與醫療實作的各種知識與技術對話，以驅動更多參與者協作與微調，便無法迴避如何關連、分析，甚至位移在地政治、健保與常民醫療體制運作。但關於這些，本書無法告訴我們更多，這些是我們自己的任務。最重要的是，跨出這一步，便是真正進入與本書微調關係與對話的開始。

（四）在地

為此，必須先失語，再學語。對稱地，我也試著以新眼光看待本地糖尿病患與其他介入糖尿病的（醫療）實作：病患們各自不一地哀嘆無能為力、批評醫師與健保、生物醫療不符生活情境、拼裝醫療資源以自力救濟，甚至有時群起而發聲；而其他醫療實作者，例如：在本地醫療無法忽視的中醫們，在面對生物醫療主導的態勢時，他們各有難處，但也有各種策略與想像。這些實作中存在更多在地知識與技術，同樣是本書未能觸及，尚待本地研究者探究。

但跟隨照護的邏輯，我們必須克制對比單一生物醫療vs.多元醫療、西方（荷蘭）vs.在地（台灣），或是浪漫化、本質化中醫或另類醫療的慣性。這些對立思考的框架，讓跟著「西方」、理論的我們，不斷失語。相反地，如摩爾提醒的異質化西方與實作，包括本地西醫實作在內，我們必須謹慎面對這些可能都是拉開思考間距的異托邦，例如：其中的經驗、認識、存在與規範性，或者是完全不一樣的區分架構。

這牽涉思考如何可能，以及如何思考。唐娜・哈洛威〔Donna Haraway（2016: 35）〕提醒：

> 以什麼思想思考（其他）思想、以什麼知識理解（其他）知識、以什麼關係關連（其他）關係、以什麼世界實現（其他）世界，以及以什麼故事述說（其他）故事是至關緊要的。（括號與其他為本文所加）

在第一章「方法」一節，摩爾精心區辨論述、秩序化模式等概念促成的效果，她又如何挑選「邏輯」的語言以連結浮現於荷蘭、生物醫療、ANT與「西方」哲學交會間的實作，又在第六章以「轉譯」一節重新提醒我們思索的無限模糊、矛盾與分岔。本書不斷提醒：用什麼方式介入在地？跟著哈洛威，「我們」要如何務實地，以哪些思想、知識、關係、世界與故事一同進行在地試驗與微調呢？如此想像之下，那麼，比如說，「我們」研究者如何思考？健保、另類醫療、中醫等異托邦資源可以如何介入「我們」的思考？哪些知識與技術必須納入考量？如何考量？[8]

以上這些都是本書邀請讀者來挑戰的在地自我分裂。那就祝你好運！

8 相關嘗試請見Lin (2017)

參考書目

Chen, Dung-Sheng（2015）We Have Never Been Latecomers: a Critical Review of High-Tech Industry and Social Studies of Technology in Taiwan. *East Asian Science, Technology and Society: An International Journal* 9（4）:381-396.

Haraway, Donna（1988）Situated Knowledges: The Science Question in Feminism and the Privilege of Partial Perspective. *Feminist Studies* 14（3）:575-599.

——（2016）*Staying with the Trouble: Making Kin in the Chthulecene*. Durham: Duke University Press.

Law, John, and Wen-yuan Lin（2017）Provincialising STS: postcoloniality, symmetry and method *East Asian Science, Technology and Society: an International Journal* 11（2）:211-227.

Lin, Wen-yuan（2017）Shi（勢）, STS and Theory: Or what can we learn from Chinese Medicine? *Science, Technology & Human Values* 42（3）:405-428.

Mol, Annemarie（2002）*The Body Multiple: Ontology in Medical Practice*. Durham and London: Duke University Press.

林文源（2015）掙脫怪異知識空間：從醫療化理論到在地處境。頁十八－七十二，《社會的醫療化》，Peter Conrad著，許甘霖等譯。巨流出版社。

——（2018）醫療的政治性：從社會、認識到本體論政治與在地醫療實作本體論政治的研究題綱。《科技、醫療與社會》，第二十六期，頁一一五－一八四。

注釋

第1章——兩種邏輯

1 這本書所附的註腳大部分是跟學術文獻有關。我在此引用文獻，並不是要證明任何事。這些文獻提供了一些呼應之處、超出原有範圍的討論、對比點，有所關連的洞見與問題。研究者常常無法完全了解自己某一特定想法從何而來，或是為何用了A詞而非B語。然而，這是學術寫作的藝術，要把文本與明顯相關的文獻串起來，至少串起一部分。這就是我在註腳做的事。這意味著要瞭解本書的論點，其實不用閱讀任何的註腳。然而，如果想要了解這些論點座落於哪些學術傳統，這些註腳也許會有幫助。

2 其他場域情境的健康照護研究，對於本書論點啟發良多。研究雖然很多，只有一部分會在註腳裡提及。然而，讓我先提兩部作品，跟我的研究很相關，影響我很大。一個是珍妮特・波爾斯（Jeannette Pols）的作品，她研究服務老人與長期病患的精神醫學機構裡，如何提供良好照護。波爾斯聚焦在我這裡略過的地方：不同「版本」的良好照顧之間，如何在各類情境，互相衝撞、彼此干預（Pols 2003, 2005, 2006a, 2006b）。另一是麗塔・史楚肯（Rita Struhkamp）的作品，她從事復健中心的研究，主要針對多發性硬化症，以及脊椎損傷（Struhkamp 2004, 2005a, 2005b）。我持續比較我們彼此的案例，學到非常多。

3 「個人」與「集體」的區分化，並沒有全球都適用。例如，多琳・

近藤（Dorinne Kondo）透過她在日本的田野工作，提出需要其他類型的分類來理解日本（Kondo 1990）。大部分的人類學研究，認真理解報導人的說法，當作是理論創新的資源，而不是當成確認已存結構的案例，就也會發現類似的狀況。請見瑪莉琳・史翠珊（Marilyn Strathern）的範例作品，她並沒有直接用「他者群」，而是把這些詞語當作是理論工具，然後用來研究西方人，或更精確一點來說，是研究英格蘭人（例如：Strathern 1988 & 1992）。這樣就可以避免引用一些「他者」的意象，以讓「西方自我」變成是比較好的版本的（男）人（這是一種我們過去常被傳授的立論方式，請見Said 1991），而是能把「西方」變成研究對象，並以嶄新的方式開展。

4 這裡可以引用一整櫃的書。但是讓我只限縮引用我最喜愛的這一本。這本書描述了兩批人的關係：加勒比海奴隸所種植的糖，以及以甜茶為食的英國工廠工人。這兩批人讓工業革命得以推進，也使得資本主義一開始就是全球串連（請見Mintz 1985；後續的請見Mintz 1996）。

5 這個例子是來自於一本把「非洲哲學」當作「文化探索」的書（Shaw 2000）。所有的哲學都算是特定（文化上的）實作，但是「歐洲哲學」實在太少以這樣的方式被研究。有些很棒的例外，請見跟本書密切相關的幾篇論文（出自於Lawrence & Shapin 1998）；它們闡明各種歐洲十七、十八、十九世紀的科學家以及／或是哲學家，如何有血有肉有身體地過著日常生活。

6 也就是說，我想要透過民族誌的方式，「他者化」歐洲內部，以貢獻於「省級化歐洲」（Chakrabarty 2000）的大任。這方面的範例是布魯諾・拉圖（Bruno Latour）有關某諾貝爾獎得主科學實驗室的民族誌，他以研究象牙海岸學童所學得的技能，用於研究該實驗室（Labour & Woolgar 1979）。（即使這實驗室位於加州；而且寫作上有一部分很社會學。）

7 以住民「相互依賴的連鎖」這種角度來看福利國家的歷史，請見de Swan 1988。對於花費過多精力在做選擇，以及可能造成的失落，見Schwarz 2004。自由派（liberalism）以其承諾的選擇限制（而非促成）了大家對自由的渴望，見 Aantoro 2004。

8 神學原本對於同理心的反思，包含提供他人照護，這部分的討論請見 Hoesset 2003。探討禮物並非一定就是交換的經典之作，見 Mauss 1990。如同我在此探討照護一樣，禮物也沒有隨著「現代性」的出現就因此消失，相關討論請見 Ssorin-Chaikov 2006。人們以「博愛」（agape）的形式在工作中投入照護，這方面的探討請見 Boltanski 1990。對於照護倫理，請見 Tronto 1993 的開創之作；近期的討論請見 Hamington & Miller 2006。在這些文獻中，與本書最有關連的是照護倫理以及女性主義政治理論。本書立足點是悠久的女性主義傳統，但是我並沒有直接探討「照護」的性別面向。這是值得另文處理的主題。「照護」明顯與女性相關，但是我並沒有直接連結本書探討的實作。雖然「護理人員」是被形塑要像家庭主婦／媽媽，「醫師」過去是以男性照顧者作為化身（這鮮少被研究），但這個形象也包含了養家活口的男性，照料「他」的家人，以及照料他（受傷、擔憂的）同僚的士兵。把照護者的性別擱置在旁，先探討「照護」本身，代表我投入的女性主義版本並不是只是要支持「女人」，而是要擾動我們理解的社會分類。

9 過去這些年，很多書以及論文都已經提出，健康照護的實作，只是態度親切是不夠的。同時，「親切」的專業人員也發現，很難不跟著病患一起受苦。請見，例如 Hahn 1985。博斯克（Bosk）在訓練外科醫師的經典研究中指出，所謂的「技術性」失敗，也許會被諒解，但是「道德性」的誤失，像是不夠坦誠、不夠寬厚，就不容易被諒解，見 Bosk 1979。相關主題最近有個優秀研究，同時倡議「慷慨」的美德，是有關專業人員與病患的慷慨，請見 Frank 2004。

10 有關醫療科技的寫作，大多類似海德格式的取向，強調「操心」（Sorge）與科技有所不同，把「照護」與「科技」當成是「自然地對立」。一些研究案例提出豐富的理由，堅持這樣的取向（例如，請見 Reiser 1987，以及 Reiser & Anbar 1984）。但另一種不同的談法主張，醫療科技十分仰賴臨床診間裡的實質工作，科技與照護並非處於對立關係。請見Canguilhem 1991、1994。岡居朗（Canguilhem）的取向強調，人們實質執行的做法，會先於大家可能會發展出來的（代表性）知識。他是這樣說的，即使一個物理學家可以解釋某個疾病，他仍然會因此而死。這本書所要闡述的照護，就是岡居朗所說的「臨床」(clinic)的某種版本（其中的差異，請見Mol 1998；其他相關的討論，對比臨床取向跟行政取向，請見Dodier 1993、1998）。

11 這一小段也想要引介障礙研究豐富的學術成果。在此領域，「障礙」而非「疾病」，是其理論化的重點，所以會重視像是輪椅上的人，而非得了癌症的人（例如，Barnes et al. 2002; Shakespeare 2006）。本書跟障礙研究的取向一致，聚焦於環境中身體的各種日常實作，而不是孤立切割的偏差身體。然而，我集中於照護當中，治療與日常生活的介面，較少討論其他相關的議題，像是上學、工作、居住、運輸設施等等。

12 目前認知心理學家強調，人們做決定時所缺乏的「理性」。入門的書，請見Schartz 2004。Nussbaum & Sen 1993主張倫理議題應注意人們做決定時的狀況，並把此當作是社會議題來看，非常有趣。

13 在護理學的傳統，一直想要把「照護」理論化為多層次的現象，遠比（女性主義）倫理學以政治理論更早討論此概念。在此脈絡，以下幾種「照護」層次是分開來談的：照護作為人類的特質，道德上的必要，一種情感，一種人際互動，以及一種介入（見Morse et al. 1992）。如果跟這些取向比較，本書也許會讓人失望，因為我並不會顧及所有的層次。這裡主要研究照顧作為一種介入（或是該說是一種介入的型態），以及做為一種互動（人與人之間，人與物質之間，也就是科技與身體）。

14 在哲學領域，「邏輯」是要構思論理背後的理性規則：從最初的前提，以演繹法得出可信的結論。我在此之所以有不同的語詞用法，是想要減弱理性主義邏輯的共通假設（例如，以女性主義的形式，Nye 1990）。在人類學也有一些好作品，用「邏輯」一詞，來討論實作（例如，Goody 1986）。這樣的用法，會讓我比較容易為了當前的目的，而延展此詞。

15 有關「論述」一詞，請見Foucault 1974。在英語世界的文獻，「論述」是被一些學者用來分析特定領域與現象的語言。有點像是早期的「意識形態」，但是去除馬克思主義的意味（例如，見Howarth et al. 2000）。然而，傅柯（Foucault）作品最讓人驚艷之一的是，他把語言與物質一起研究。例如，他書寫有關解剖屍體的實體作為，並連結到像是症狀、徵候、表面、深處等概念（見Foucault 1976）。約翰・羅（John Law）使用「秩序的形式」（modes of ordering）作為理論工具，以描述某種現代組織，同時以不同的模式來建立秩序。因此，他加上了多重性（multiplicity）以及過程，同時也保留了此概念所看重的物質性。見Law 1994。

16 如果想更了解，「世界」是跟語言一起進入哲學的，可以讀一下Lakoff & John 1981討論有關隱喻所帶來影響的作品。一旦被說服之後，也許你會想要讀米歇爾・賽荷（Michel Serres）的作品，他揭露了意象、結構以及問題，如何透過框構、字詞、故事以及意象而循環，因此根本不可能將哲學與「實證的東西」予以脫離而淨化（Serres 1997）。

17 哲學家有時候似乎會忘記不只是自然科學，就連社會科學也是，兩者已經跟哲學切分開來。哲學家對自然科學管轄權下的「事實」表達敬意，但是對他們自己版本的「社會事實」，卻常會不小心地只憑空想而獲得。就有點像是他們故意忽略社會科學在方法論所累積的智慧。即使實驗各種社會科學研究法，來了解我們這個複雜的社會，就有蠻多需要討論的（見Law 2004），也沒有理由就此忽略這些社會研究法，或是任意採用一些糟糕的資料當作是「例子」。這樣做，意味著方法最重要的法則就是忽略方法：只讓你自己吃驚。見Stengers 1998。

18 這個研究的地理界線，並非固定不變。不同的素材，來自不同的地方。我的田野觀察僅在一家醫院進行：醫院Z，這是荷蘭一家中型城鎮的大學教學醫院。但是我跟其他醫院或是照護機構的醫事人員聊過。有些患有糖尿病的受訪者，來自於醫院Z所在的城鎮。其他受訪者，則是透過我研究助理Claar Parlevliet在荷蘭中部地區某鄉村小鎮的個人網絡。透過廣泛閱讀，我也學到很多。我分析的訪談以及網站大多是用荷蘭文，但是大多我閱讀的社會科學文獻，很「國際」，用法文或英文寫的。在本書某些地方，我會做點地理上的小旅行（特別是在第五章）。我這樣做的時候，會標示清楚。要強調的是，這裡呈現的「荷蘭」病患並沒有什麼特殊性。可能相關的差異（年齡、教育程度、工作、識字能力、母語等等），只有在幾個地方被間接提到。「照護的邏輯」和不同社群的病患在希求、期待以及照護技能上，如何互相影響，值得進一步研究。

19 我要強調，這本書的目的，並不是要討論病患或醫師，而是要討論健康照護的實作，而且甚至不是要討論「真實存在」的健康照護實作，而是啟發這些做法的理念。因此，即使我做了訪談，我這裡的故事並沒有（有病或無病的）障礙者所寫的「自述－民族誌」（auto-ethnography）所呈現的豐富度。請參考，例如：Murphy 1990；Frank 1991。對於跟病患一起，或是投入專業照顧工作所交纏的情緒，我這裡也說得不多。當然這會有所損失，可是這會讓我對於治療的實作，有更清楚的洞見。

20 注意：有糖尿病的人，也可能有其他的病痛。影響這些糖尿病生活的節奏，也不只是疾病而已。因此，我這裡說的「糖尿病生活」，其實是簡化許多。讀者如果是對糖尿病實際上的日常生活感興趣，最好是去讀那些想要處理這些生活的書籍，例如Roney 2000。

21 醫療社會學文獻中，研究「糖尿病生活」多年來是跟「現代病患生活」連在一起。克洛迪娜·赫爾茲里奇（Claudine Herzlich）與雅妮娜·皮埃雷（Janine Pierret）在一九八○年代初期已有此連結（Herzlich & Pierret 1984）。這是在迷你血糖檢測機引入之前所做的，而這檢測機現在與糖尿病的自我照護密切相關。赫爾茲里奇與皮埃雷以宏大的歷史視野，把糖尿病對比於舊有的傳染性疾病。傳染性疾病會發燒、有傳染性，會傳給同一時期廣大不知名的社群，需要上位者採取一些社會手段。

赫爾茲里奇 與皮埃雷所指出，糖尿病的照護與舊有「體制」諸多有趣的差異中，其中一個是，被照顧的人也一定有必要照顧自己。這個特質，再加上對於病患群體中同樣的受苦者，有著正面的認同，都被這些作者標示為「現代病患」的特性。差不多同一時期，其他社會學家描繪出病患（以及周遭的人）必須做什麼，而開始討論把這些活動當做是工作。見Strauss et al. 1985。

22 有關胰島素萃取的歷史，以及從外部注射的早期實驗，見Bliss 1982。有關這如何影響疾病生活的歷史，見Freudtner 2003。

第2章——消費者或病人？

1 無庸置疑地，市場也以其他種型態與規模呈現出來。我在此提到的（簡化版的）市場，指的是由新古典經濟學理論所闡述、並且共同形塑的市場。市場社會學研究並不使用新古典主義經濟學來描述市場，而是告知提醒這個現象，請參考Callon 1988。同時，引進市場的語言，並非「經濟化」（economisation）唯一可能的形式。還有許多其他形式存在，例如工作效率的理念，而這些意涵之間具有細微的差異。請參閱Ashmore et. al. 1989。

2 在我的田野裡，mmol/l（毫莫耳／升）是計算血糖濃度時經常使用的單位，我在本書中也是採用這種單位。在別處，mg/dL（毫克／分升）是另一種計算血糖的單位。假設要迅速進行單位換算，對你來說很麻煩，那麼請想像一下，如果你有糖尿病，要從慣用其中一種血糖計算單位的國家，前往另外一個血糖計算單位不同的國家旅行，會發生什麼事情。更麻煩的是，不只是血糖計算單位不同，胰島素的單位也沒有全球統一的標準：標準隨國家而異。

3 顯而易見地，金錢是醫療照護實作中的關鍵要素。將金錢排除於照護的分析討論之外，可說是一種干預。照護的邏輯實在是很難跟各種複雜的實作脫鉤，這裡的簡化是為了把這些糾結鬆綁，以便於分析。如何把金錢因素重新納入分析，同時又不會過於化約地宣稱一切都是因為錢，這是很具挑戰性的任務。這裡有個有趣的例子，企圖分析在藥廠工作的人們如何同時處理金錢以及道德問題，請見Martin 2006。

4 作為消費者，我們在資本主義中的位置看似比工人來得更好。工人不具備自己的生產工具，但是消費者有選擇權，並因此相信自己主導一切。這在西方國家造成了重大改變：工人認同退位，消費者認同補進。見Lury 1996。

5 在市場上歷經轉手的產品，有其起點與終點，也可能孤立於周遭環境，但這並不是這些物品天性如此，而物品被形塑的效應。許多研究追溯資本主義的早期階段，以揭露資本主義形塑物品的作用。請參考Appadurai 1986及Thomas 1991。有了這些研究，還要說健康照護絕無可能轉變成市場，那就實在太天真了。這當然是可以做到，但是，也是我想要指出的，在轉變的過程中，會失去很多東西。這又引出了一個問題，關於是否可能（仍舊，再一次地）對於（其他種類的）「商品」的既存市場，思索有趣的替代出路。不過，這超出了本書的範圍。在許多地方，例如北美的情境，市場化的發展大幅勝於荷蘭。許多北美的研究者致力闡明在市場化過程中我們具體失去了什麼（見Callahan & Wasunna 2006）。這或許讓荷蘭的田野工作更能對照、也更有趣！

6 「照護園地的消費者」會議是由健康照護研究的荷蘭組織ZON/Mw的分部所籌畫，此組織也同時資助本研究計畫。我也是那次會議的講者，受邀至其中一個工作坊，探討病人被稱為「照護園地的消費者」，為什麼或許不會因此受惠。對於我的演講，有些聽眾表示十分欣慰——終於有人把他們早就開始思考的事情說了出來。其他聽眾則是對於「消費者導向的照護」這類標題的論點，積極投入討論。她們很惱怒，自己的取向與作為，被我當成值得懷疑與批判。我為什麼不願意促進「消費者」的地位？在實作導向的環境中，如果投入比較理論性的反思，或是某些詞彙一向只是用來充分發揮大家的能力，而缺乏好好討論其根本意義，這種惱怒與質疑就常會發生。

7 有些人閱讀先前版本時，強力建議我刪去有關我罹病的這些段落。的確，我在寫書的時候，大部分時候為病所苦，但是這些經驗和讀者有何關係？或者，另一種擔憂是，我為什麼要藉由提及這些，使自己顯得脆弱？正如你所見的，我並未刪除這個部分。首先，回應有關讓自己變得脆弱：我們是脆弱的，我們大家都是，既然這就是本書強調的重點，我可以利用自己的情況來達到此目的。其次，作者的健康狀態對讀者來說，當然並非特別相關，所以重要的是，最後寫成的文字是否有趣。但是再一次地，研究者的特定處境，的確會影響到研究工作。假如當時我病得更重，我可能無法進行研究和寫作。但是在此同時，我的病痛也可能提高我的敏感度，對於一些不太受注意的常態規範，會警覺其背後的預設。學界傾向將學者的「健康」視為理所當然，但這通常都沒有拿來分析。有個有趣的例外，見Golledge 1997，作者明確提到，自己作為從事學術工作的地理學家，在生涯後期喪失視力之後，在專業工作上得做的改變。在這本書，對於我個人的特定處境與研究如何彼此介入，我並沒有認真分析，但是透過我對於健行的熱情，以及不符合他人期待（「你和我」）所得到的啟發，這都順帶提醒我要注意，知識和理論工作都在特定情境產生。對於處理「自傳」與「民族誌」如何交織的問題，也請看Okely & Callaway 1992如何探討自傳；以及Menely & Young 2005，他們把民族誌的「自傳」，視為學術生活的一部分，而非僅是一種私生活。

8 在二十世紀後半葉，病人逐漸轉變成為照護團隊內成員，這種現象已被少數醫療社會學者探討，並且提出不少質疑。這些研究將此視為一種醫療化的形式，將病人對於醫療權力可能有的抵抗，加以噤聲。他們眼中的病人主體（patient-subject）是選擇主體和照護主體的綜合體，而我在本書中很謹慎地嘗試區別這兩者。請參考Armstrong 1983與Arney & Bergen 1984，這兩本書取向並不同，但都很有說服力。有關病人如果被當成照護及／或選擇的主體，就會獲得「自由」的這種論點，這兩本書提出很好的分析對策。然而，這些作品把目前的狀況當作一種臣服的形式，所以仍然陷在自主性─他律性的二元對立，而這是我一直想要避免的框架。

9 健走這件事，顯然並非一個自然的、去歷史脈絡的項目，而是一個晚近在特定文化脈絡下所產生的發明。請見Solnit 2006。

10 如何分辨廣告中誰是病人，誰不是？首先，糖尿病是看不到的。其次，如報導人所告訴我的，這幅廣告圖鎖定了荷蘭市場，但實際上是來自美國專門製作販售廣告照片的機構所提出。該機構不太可能有詢問這些模特兒個人的就醫情形，所以這些人可能患有各種疾病，或者什麼都沒有。於是，血糖檢測機的潛在買家，受到這些充滿健康活力的模特兒的誘惑，想買一台血糖檢測機。這很類似十七歲少女在廣告上的常見說法，「感謝這美好的產品」，讓人能夠維持光滑又年輕的肌膚。關於這點，以及學會「閱讀」廣告的一般性討論，請參考Coward 1996。

11 有關缺席／在場（absence \ presence）的概念，請見Law 2002。約翰．羅分析為何許多影響科技形塑過程的因素，不見得顯而易見。他追溯戰鬥機的設計過程，會考量許多因素，例如俄國敵軍、與基地之間的飛行距離、飛行員在過於劇烈的晃動容易身體不適等等。這些因素在設計過程中都「在場」，即使只是以間接的方式受到考量，但是在表面的層次上，卻看似缺席。

12 對於健康的「無窮盡」渴望，如果不具銷路，會使得將健康照護視為市場，較其他照護模式來得便宜的這個可能，顯得荒謬。特別是，這會比那種重視「需求」、又尊重「能做的可能有限」的照護方式，來得便宜。「希望的體制」（regime of hope），也跟市場一起在健康照護領域中快速擴張。闡述此論點的研究實作，部分來自於產業本身，常由私人機構資助，也常承諾研究成果會有相當高的投資報酬率，無論是財務上的，還是「健康收益」（health gain）上的。請參考Moreira & Palladino 2005。更進一步的分析，以及試圖發展適用於此處的分析架構「期望的社會學」（sociology of expec-

tations），請見 Brown & Michael 2003。

13 英雄式的病患敘事有所改變，也帶動了非英雄式的照護。與病共存的歷程，已不再說成是一種英雄式的奮戰——把疾病當成敵人，激烈抵抗以征服病魔，以免落入宿命論的深淵。一些另類可能的有趣分析，請參考 Diedrich 2005；若要看她反思的某類型敘事，請見 Stacey 1997。

第3章——公民和身體

1 在這一章中我討論那些定義公民身分的理論。關於規範醫病的法規實際上如何運作，可以看 Jeannette Pol 2003 對於兩間精神病房的比較研究。其中一間病房遵守醫病法規，另一間則沒有。在第一間病房，病人被視為是自由公民般對待。直到病人狀況超過某個極限點，當所有相關文件都簽署處理後，病人可能會被（暫時地）隔離。在第二間病房，醫療專業者公開承認他們會巧妙地控制病人。但是不管病人多瘋狂，也不會將他們關起來，因為這樣做會破壞醫療專業者與病人的關係。我的取徑比較不是在比較醫療照顧體系間的差異，而是想要從醫療照顧體系的經驗中學習。有趣的是，二十世紀許多有創意的社會理論，是來自於以醫療照顧體系為示範案例的研究，例如 Parsons 1951 和 Foucault 1967。

2 儘管作為政治策略，婦女解放運動與女性主義在理論上有所衝突，然而在實際的政治情境中，這兩種途徑常會彼此強化，而非相互減損。Aerts 1991 荷蘭例子對此有很精彩的分析，不過這現象不僅限於荷蘭（參見 Scott 1999）。Costera Meijer 1991 的研究，展示了女人與男人這兩個範疇不是穩定的，是會改變的，甚至有時候變得很快。有趣的是，雖然建構主義與女性主義在許多地方都有緊張關係，但是在荷蘭從八〇年代早期就常把這兩派放在一起思考。參考 Hirschauer & Mol 1995。這些有助於我界定「病患主義」。有關生物性別的差異，與健康／不健康的差異，如何相互擾動，參看 Moser 2006。

3 得自赫內．勒瑞區（René Leriche）的啓發，岡居朗將健康的狀態形容成是「器官的沉默」。的確，我們不會特別注意健康的狀態，通常是帶來混亂／喧鬧的疾病狀態，才引起我們的注意。不過岡居朗認為疾病不是混亂。一個生物體只要有能力重建內部的新秩序，就能繼續存活。參考Canguilhem 1991。這樣的圖像呼應米歇爾．賽荷的研究，指出沒有所謂純粹的整潔與秩序，因為所有嘗試確保秩序的企圖，都會有「寄生蟲」（某種噪音的形式），就如同我們身體也是與許多寄生生物共存。參見Serres 2007。

4 探討醫學模式的（新自由）理論化中，醫病關係不只類似封建領主與農奴，也以類似馬克思主義的模式，把醫病關係當成是統治階級與普羅階級般處在永久對立的狀態。馬克思主義者總是試圖分析那些強化或是弱化階級對立的醫病關係。Smith 1981黑肺病研究就成功地呈現，支持礦工與支持採礦公司的兩群醫師，對於黑肺病採取不同定義。在這本書中，我並不是分析不同階級（或人群）的緊張關係，而是醫療場域中兩種邏輯間的緊張關係。而階級的緊張關係如何介入影響兩種邏輯的緊張關係，就不在本書所能討論的範圍了。

5 此處有關希臘市民與他們身體的分析，是來自栗山茂久在一九九九年出版的專書。在《身體的語言：從中西文化看身體之謎》（*The expressiveness of the body and the divergence of Greek and Chinese medicine*），栗山透過比較中國與希臘醫學而對兩者有更深刻地認識。我這邊只借用栗山討論肌肉與自由意志兩概念如何聯結。自由意志的健壯肌肉意象一直存在政治理論中。當代醫學也處理肌肉，但是在實作與概念上已是另一套完全異質的組合。所以我用健壯的希臘市民對比於需要糖尿病照護的、新陳代謝中的行動者。栗山用了一個不同類型的對比。他提到中醫師並不注意肌肉，而是在把脈時去感覺脈。把脈、感覺脈如何引動氣息的流動，還有許多其他作為或透過身體活著的可能性，這些是我這個研究中沒有分析的。我在這邊嘗試闡述的「照護的邏輯」有其特殊性，而這特殊性也是地域性的，是來自西方世界的某個地區（即荷蘭）。

6 暴食症與厭食症患者時時關注飲食，被視為是一種精神官能症，而另一群也這麼在意飲食卻決不會當成精神官能症的群體是糖尿病人。營養師往往會要求體重過重者把體重計丟掉，卻鼓勵糖尿病患隨時記錄碳水化合物的攝取與血糖指數。類似的醫療實作，有著這些明顯的差異，這些現象還沒被仔細研究。參考Cohn 1997關於糖尿病與飲食的研究。

7 可參看James 1999，仔細又精妙地闡明了政治理論裡對於激情的多種理解方式。

8 埃利亞斯的《文明化的歷程》（2000）描述了關於禮貌的歷史。他指出禮儀類書籍會警告某些人們常犯的壞規矩行為。傅科也指出，對於士兵身體的規訓，是為了使他們成為可堪戰鬥的身體；對學齡兒童的規訓，是讓他們在教室裡精神抖擻整齊地坐著。在傅科的政治理論裡，這些鍛鍊將人們轉化成有紀律的公民。參看Foucault 1991。

9 傅科的分析讓「正常化」（normalising）這個用詞顯得刺眼，「滋養」（nourishing）聽起來比較友善。如果我們不就這兩個詞做出立即判斷，而是去探究A對B透過什麼方式做了哪些事以及造成哪些影響，應該會更有意思。在他後來的作品，傅科開始研究這個主題，分析自我照護的古老傳統（1990），該作品當中討論到的相關照護理想，在日後自我與他人的照護實作中，都留下了痕跡。這暗示了專業的照護乃是次發於自我照護。這也可以從笛卡兒的醫療工作之研究中看出，他並不需要一個醫療科學與其實際應用之間的中間人（也就是專業醫師），而是把自己的科學用在自己身上，然後就勸告他的朋友也跟著這麼做（Shapin 2000）。

10 如何從身體脫逃的夢想，充斥於哲學研究之中。不過，哲學傳統裡也有多種對於身體的不同反思，例如Vallega-Neu 2005；或是與身體有關的隱喻，例如Lakoff &Johnson 1999。有些哲學家甚至認為，關於康德要人類透過逃離身體的限制，以獲得批判性思考的能力這個命題，可能有完全不同的詮釋。像是Svare（2006）探究人類賦體（human embodiment）的哲學意涵。

11 從醫學與生物學的歷史來看，這種以決定論、因果論來理解身體的方式，並非由來已久，而是從十九世紀的實驗室研究開始的。關於這段決定因果論的起源，以及當時並存的想法，可參看Pickstone 2000有趣的歷史研究。

12 我的論點跟現象學的談法不一樣。現象學認為，除了我們「擁有」的身體（從外在可以得知），應該也要關注我們「身處」的身體（從內在體驗）到的身體。我的看法有所不同。我認為在診間，最有關聯的身體是，我們能「施作」的身體。更多這方面的討論，可以參考Mol 2002a, 2002b, Mol & Law 2004。有些人類學者不接受既存主流關於身體的定義，而試圖重新定義他們研究對象，參看Taylor 2005。關於照護實作裡身體的各式樣貌，我所知道目前最詳實又有趣的研究，來自於奧地利失能研究中心（Research Center for Shared Incompetence）的Xperiment。這個團體彙聚了照護工作的各式影像，呈現出照顧人與被照顧的身體。（http://www.sharedinc.eu/SI/2005.html）德法邊境的Karlsruhe，該城市的ZKM（藝術與媒體中心）在二〇〇五年舉辦了「讓物件公共化」（Making Things Public）的展覽，其中一個三二〇平方公尺大的螢幕就展示了這些影像。（http://on1.zkm.de/zkm/stories/storyReader$4581）

譯註：「讓物件公共化」是布魯諾．拉圖接續二〇〇二年的策展「打破偶像：科學、宗教和藝術的圖像的製造與摧毀」（Iconoclash: Beyond the Image Wars in Science, Religion and Art），在ZKM的第二個展覽。二〇〇五年他與ZKM館長彼得．維貝爾（Peter Weibel）共同策劃這個新媒體藝術展，以十三個不同的子題，透過物件探討藝術與科學如何呈現政治與人民生活間的關聯。

13 其他疾病也需要這樣的機敏與活力來使用科技，例如在家使用腹膜透析（林文源2005）；時時帶著吸入器和呼氣流量計（Willems 1998）；還有使用輪椅（Winance 2006）。Willems 2002主張這透過機器而得以照顧自己的能力，給予病人能動性（agency）而非自主性（autonomy）。我在這裡試圖提出相同的論證，即使方式稍微有些不同。

14 當人們開始注意到身體的感知能力—眼看、耳聽、觸覺、鼻聞、嘴嚐，就會清楚看到身體並不是自然地賦予的現象。感知能力並不是普世不變的，而是有其歷史，也有文化間的差異（參看Classen 1993）。在特定的歷史與文化情境，感知能力的樣貌未必是普遍共享的，反而是依實作情況而定。如此，一個人可以藉由聽覺的練習，學會分辨音階，而逐步成為一個音樂的業餘愛好者（參見Hennion 2001）。有些人學習辨識不同的酒，並且同時習得豐富的字彙，以呈現這些味道間不易感知的細微差異（參見Teil 2004）。就如亨尼翁（Hennion）和泰爾（Teil）的研究告訴我們的，身體不只是被動地經驗那些外在於它的事物，而是逐漸學習如何被外界影響。這個論點的社會學經典，請見Becker 1953。

15 感官和技術各自有其在診斷上的強項。使用血紅蛋白檢測儀來診斷貧血症，被認為是黃金準則和比較精確的方式。不過拉下病人的下眼瞼，檢查顏色來診斷是否有嚴重貧血，這只需要一點時間、也無需動用太多設備與技術員，是風險低卻又準確度夠的檢查方式。總體而言，這種方式更能在偏遠地區使用（參看Mol & Law 1994）。在腦部手術的過程中，麻醉醫師透過設備和外科醫師透過手指所感知到病人血壓的狀況，也會不一樣。而在實作上，不會只採用某一種，而是同時併用。

16 也有一些例外的情況。有時醫囑也具有法律上的約束力。或是例如我剛剛提到的，在許多國家，法律要求醫師說明他們診治的糖尿病患是否有能力開車。很多醫師不喜歡這樣的要求，因為這違背了「照護的邏輯」。然而，在討論中比較少提及的，反而是關於病人的選擇，這樣的法律規範其實也違背了「選擇的邏輯」，因為是由醫師而非病人來做決定。不過，自由主義者會自我辯護說，如果病人不明智地選擇開車上路，這會對其他駕駛帶來危險。同時，那些被用來討論病人選擇的例子，總是立即和病人的選擇權站在同一邊，很容易引用醫療權力的傲慢濫用作為例證。在最極端的狀況，就像是納粹醫師的例子，參看Lifton（1998）。要達到「不是要氣餒地解放而是要能夠超越」，就是找到處理濫權的適切方法，而這未必是新自由主義的取向。

第4章——管理vs.修補

1 我之所以能夠看到臨床實作中的知識與技術實際運作的方式，與其想要呈現的樣子有所不同，乃是由於許多研究已經逐漸打造出我下面所要描繪的另類圖像。這些研究背景殊異。舉個例子，一九八〇年代早期，醫學史界有了個激進的轉向，不描述新生的知識為「被發現的事實」，而開始討論它的「建構」。這類早期著作可參見Wright & Treacher 1982。同時，醫療人類學家不再把他們的研究限制在非西方文化中的「療癒者」，而是開始在西方的醫院裡面做田野，某部分也是要為了幫助專業人員了解他們「奇怪陌生」的病人（例如Kleinman 1980）。然而一旦他們開始這麼做，他們也就開始研究專業人員，而這本身就是個令人興味盎然的「文化」（例如參考Stein 1990）。這趨勢跟社會學家有些重疊，因為有些社會學家也做田野，他們也把關注的重心由人際之間的（權力）關係轉向實作的內容上面（參見例如Prior 1989）。同時，「科技與社會研究」也崛起了，這領域的學者研究實驗室以及其他場域或情境，當中人們書寫科學論文、發展技術工具、組合新穎材料（參見Latour &Woolgar 1979）。一九九〇年代，這些不同的提問方式相互接觸，彼此交錯。參見Epstein 1996、Berg 1997、Berg & Mol 1998、Lock et al. 2000。

2 「規範性事實」（normative fact）一詞來自於醫學文獻。我第一次碰到這個詞，是在研究所謂的「正常Hb」值是怎麼建立的，Hb意味著血紅素值，而正常的Hb值被用來當成評估是否有貧血的標準。我們為那個研究而分析的文章裡，有一些就把「正常Hb」叫成規範性事實。雖說哲學家會花好大力氣區分規範與事實，我還是立刻被這個詞所吸引（參見Mol & Berg 1994）。要提出來警告一下的是，儘管我的分析要複雜化這個規範性事實的概念，我在這邊所寫的東西還是一種簡化的說法。它遺漏了一些事情，例如：不同研究室設置的標準之間的差異、當中涉及的測量不準度、不同機器的精準度之浮動、使用mmol/L而非mg/dL作為單位的後果，以及其他等等。

3 Van Haefen 1995: p.142，原文為荷蘭文。

4 Ter Braak 2000 : p.188，原文為英文。

5 如果沒有治療介入的可能出現，許多診斷技術根本不會付諸實用；而它們被使用的方式，也有賴於考量中的治療選擇。這部分參見Mol & Elsman 1996。在治療過程中，例如開刀，「要做什麼」與「問題在哪裡」這兩種疑問，也會在不斷重塑所為究竟為何的過程中，相互影響成形（參見Moreira 2006）。

6 麗塔．史楚肯對於復健實作中的設定與轉移治療目標，提供了更為詳盡的分析。她主張設定目標，其道理顯而易見，因為這才能給治療一個方向。但是一路做下去之後，事情就會有所轉移，因為身體會被證實比預期更為困難或者相反，而人的期待與優先順位排列漸漸會變了樣子。如果目標是被設定為某種明確的事物，可以調整處理，當它被拿來評估治療效果的時候，就會出錯。相對的，把評估設計為可以考慮治療過程中目標是浮動可調整的，會比較好。

7 布魯諾．拉圖反對把技術擠壓在「手段（means）與目的（end）」的架構下，他提議我們應正視他大力主張的「手段的目的（終結）」（the end of means）。我們也的確應該這麼做。參見Latour 2002。

8 隨機臨床試驗（randomized clinical trial：RCT）作為研究策略的問題太大，在此無法處理。然而這卻是跟我的論證有關的事情。以RCT方法很早就要挑選評估成功的參考指標這點來說好了，這不僅阻礙研究者看清那些不預期的事物，也意味著在被比較的治療之間，這些參考指標可能並不是中性的。例如說，在許多復健技術的試驗中，當受評估的治療介入之一主要是要預防肌肉痙攣，而「肌力」卻被用來當成參考指標（參見Lettinga & Mol 1999）。到底什麼要跟什麼比，不總是顯而易見的。

因此步行治療要奏效，「談話」是必要的，但是開刀的外科醫師則不把這件事當成治療的一部分，而只把它當成「只是社交黏著劑」（參見Mol 2002b）。所謂「控制組」與「雙盲」的要求也有不預期的效應（見Dehue 2005）。試驗甚至只能測試其他地方發展出來的東西，它本身不是創新的東西，也不包含創新的東西。尤有甚者，由於事關大筆金錢，試驗又具有如此決定性，它們就常被用來推動藥物上市而非真正測試藥物性質（參見Healy 2004）。臨床試驗的實作本身既是研究工具，也是行銷工具（參見Pignarre 1997）。

9 新的診斷技術或新的治療可能，會改變他們想要診斷或者治療的疾病之定義（例如參見Pasveer 1992）。更一般性地來說，一個疾病在診斷或治療的實作中到底是什麼，有賴於它被診斷或者治療的技術是什麼。這也暗示著疾病絕非具有連貫性的單一整體。診斷治療技術百百種，每一種都促動了它所要干預的客體之些許不同的版本。這回過來也暗示著醫院（研究者、臨床醫師、病人）所面臨各種令人印象深刻的任務之中，其一便是調和任何「單一疾病」的各種不同版本，使其定義不至於分崩離析。這部分參見Mol 2002a與2002b。

10 第一眼看似相同的技藝或者技術，會因脈絡與使用情境不同而有迴異的運作方式。瑪德琳．阿克里奇（Madeline Akrich）跟百尼基．帕斯韋爾（Bernike Pasveer）在他們仔細比較不同生產實作的研究中指出，相似與相異處往往以相當複雜的方式交疊。他們也注意到所謂的「身體本身」並不是個自然現象，而是隨著不同技術使用的生產場景，隨著生產過程而不同。參見Akrich & Pasveer 2000與2004。

11 雖然照護邏輯希望技術能夠可以調整，不要定形，但技術並不必然是這樣。有些技術做來就是比其他更有調整性，健康照護中，常看到（雖然不總是這樣）的情況是，實驗室技術比臨床技術更需要程序與物質的一致性，後者可以很容易由動用這些技術的熟練專業人員所調整（Mol & Law 1994）。然而，就算技術看來相當的穩固扎實，他們也可能被建造成可以調適，可以因應變化的樣子（或許也不然）。既然所有的技術遲早都可能失敗，可調整性與可修復性大可被列為「好科技」比較重要的條件要求。這個論證參見 de Laet & Mol 2000。

12 關於專門知識應該納入民主控管的其中一種論證，參見 Rip et al. 1995。在健康照護的脈絡底下，關於專業人員能夠而且應該彼此控管的程度，或是他們應該被外界控管的程度，這些問題已經被反覆提出（例如參見 Freidson 2001）。支持「自我控管」的訴求之一，是專業有能力可以接觸大量的特殊化知識，與醫療技術一起工作也需特殊技術。然而，如果專業工作的核心，也就是所謂的「修補」（doctoring），變成了團隊合作，那麼要說自我控管也是團隊工作，也言之成理。這不是由內部發生，也不是外加而來，而是有關疆界的模糊與轉移。

第5章——個人和集體

1 從一代傳到下一代基因的基因意象，業已吸收「繼承」財富和其他財產的早期意象。參考 Strathern 1992 針對英國社會脈絡的相關分析。其他早期意象的說法，可以在有關「基因」、「後裔」的通俗論述中，直接找到證據，這些論述往往以讓人措手不及的方式，干預晚近「科學」要扭正它們的企圖。有關德國的相關案例，可參考 Duden 2002。Goodman 2003 的文獻，則提供深入探究從基因來進行（自我）了解以及各種做法。

2 針對社會理論所指的各種有關「個人」的框架定義，參閱 Michael 2006。針對二十世紀健康照護有關個人的各種框架定義，Armstrong 2002 提供非常深入的歷史分析。

3 捍衛病人有選擇權的人士，通常主張，相較仰賴別人，仰賴科技比較容易、比較好、比較有尊嚴，但是，實務上不見得如此。參考 Strunhkamp 2004 提出一些相反的故事。同時，不只是病人有能力主動回應別人的行為，我們所有人也都是如此。有趣的是，許多有膽識的醫療專業人員經由卓越的醫療展演，提供驚人的示範，也就是外科醫師。參考Hirschauer 1994和Moreira 2004。

4 一群因紐特人委託一個人類學者進行研究，為他們向社會揭露他們高比例的糖尿病的現象（參考Rock 2003）。同時參考Rock 2005文獻，其中對於糖尿病案例的基因和環境問題，提出人類學的分析。感謝梅蘭妮・羅克（Melanie Rock）引導我關注這個議題，也感謝她寄給我相關論文，讓本章得以大量引用相關資料。

5 從一個比較概略的方式，我先提出三種有關「人口」的概念，足以說明我的論點。但是，還是有很多種「人口」的概念，值得注意。當我們想要進一步澄清一個法律判例上有關「土耳其人的」（Turkish）的指稱時，究竟何所指？Amade M’charek發現至少有六種以上的人口定義，在這個法律案件內交換使用，對於何謂「土耳其人的」（Turkish），每個用法都不同。參考M’charek 2005。

6 在歐洲，我們往往避開「種族」的名詞，美國則比較常用。美國反種族歧視的人，並不因此就避免使用這個名詞，反而企圖用社會學的觀點來翻轉這個名詞。他們主張，非裔美國人健康不良的原因，跟社會階級位置有關，而非跟膚色有關。因此，「種族」並非一個生物學的類目，而是一個社會類目（參考La Veist 2002）。但是在各種有關基因和種族的論述中，仍然可見優生學的陰影。優生學在二十世紀曾經盛極一時，讓人無法放心忽視它的存在（參考Duster 2003）。不要忘記，種族歧視的思考和實際作為，至今依然頑強可見，不管是否使用「種族」這個名詞，相關資料可參考Brah & Coombes 2000的論文。同時，如果不用社會類目討論身體議題，我們的研究進展有限。比較好的策略是不要忘記，而是重新思考身體。相關案例可參考Haraway 1997和Mol 1991。

7 基因研究並不會公平看待每個人，除了基因相關的變項，其他各種差異也會影響基因研究。舉例而言，當進行有關「人類基因組」的探究時，從哪些人獲取基因物質的實務工作，影響哪些人的基因圖譜有機會被繪製出來。參考M’charek 2005。目前，相關研究比較是針對那些比較容易取得研究資料的人口進行的，這些人往往也都是貧窮國家的貧窮人口，但這些國家也會提供足夠的資源，讓有企圖心的研究者和醫生可以進行部分研究。這也說明為什麼一個法國的公司要跑到阿根廷測試躁鬱症的新藥，而不是在法國的原因（參考 Lakoff 2006）。同時，在印度一些已經閉廠的工業區附近，已經變成測試區，因為這些地方很容易找到臨床試驗的「自願者」。相關資料可以參考 Sunder Rajan 2006，這個研究同時針對創業投資和生物科技結合，如何形塑所謂的生技資本主義，提出驚人的分析。

8 有關食物的眾多問題之一是，便宜的食物往往有比較多的熱量，就是含有比較多糖和脂肪，跟比較貴的食物相比，維生素和蛋白質含量較少。在很多國家，食品工業和國家監督機制之間的關係密切，公共政策往往難以跟工業利益嚴格區分，相關論證資料參考 Nestle 2002。針對更廣泛的文化食物議題討論，參考 Watson & Caldwell 2005。營養基因組學，提醒我們關注食物對於健康的影響，究竟是基因議題，還是文化議題，或許最好的是，對於它們如何互相影響保持更成熟嚴謹的態度。參考 Nabhan 2006，提供一個讓人耳目一新的案例。

9 感謝醫學院學生 Arian de Ranitz 協助我檢視相關內容。

10 針對公共衛生如何被安排以處理微生物議題，參考 Latour 1988。緊扣著公共衛生工作，統計學被用來詳細描述和計算「人口」。十九世紀時，統計學被用來發展許多領域，包括公共衛生。該學科不只在已知數和未知數之間的新數目間創造了「可能值」（the probable），同時也提供一個對「人群」相當特別的觀點。在統計計算中，「人群」（people）變成一個分開的「變項」，這些被孤立的特性成為解釋因子，也被一一計算。參考 Hacking 1990 和 Gigerenzer 1989。

11 在一九六〇年代，許多人需要照護卻不願求醫，這個現象被認為是一個很嚴重的問題，「冰山現象」於焉命名。醫療專業就像船員，只看到浮出水面的冰山頂端，卻看不見深藏於海中的其他冰山，醫師只有看見那些前來求治的病人，看不見那些該來卻沒有來的病人。雖然現在還有很多這樣「勇敢」

的人，但是已經比較不被人視為問題，現在比較令人擔心的是「過度消費」的問題。有趣的是，莉絲・翰斯塔雖然正規教育有限，卻能夠如此清晰地指出冰山現象，讓人敬佩。

第6章——良好的措施

1 醫療倫理的出現，至少有一部分是來自於威力無窮的醫師形象。醫師決定生死，是絕佳的「道德行動者」的範例，其倫理考量太值得討論。此論點請見Toulmin 1998。之後才慢慢有想到，如果要做的決定很重大，病患也是（或是也應該要是）相關的道德行動者。同時，社會科學家在很早期就跟醫療倫理有著複雜的關係。很多社會科學家也認為重要的議題涉及倫理討論，但是方式完全不同：個別行動者常被當成要做關鍵判斷，卻缺乏關注做決定時的「脈絡」。同時，倫理議題更容易獲得廣泛的社會注目（見，例如Weisz 1990）。是否要跟倫理學來競逐有關道德議題的框架，是否要把「倫理實務」當作是醫療領域本身值得研究的一支，這方面的問題仍然很迫切需要討論。關於後者的策略，有個有趣的例子，見Hoeyer 2006。

2 如果我們得對自己的行動給個理由，就會出現那種「無可避免的倫理問題」，相應會有一種「照護倫理」，想要對此提供針對照護特性的解方，而我這裡並不是想要做這種主張。在照護過程中，好壞並非在理由之中，而是在操作本身。這類的論點，請見Harbers et al. 2002，裡頭談到一家安養院面臨精神病患拒食的危機。醫師把這樣的拒食，看作是失智的一種症狀，但是好幾位倫理學家在荷蘭報紙上提出，這些人是要以非語言的方式表達「死的意願」，才拒絕進食。同時，在安養院裡每日的生活，「生理特性」及其「成因」、或是「意願」及其「理由」，都沒這麼重要。護理人員以及照護助理，不用說什麼大道理，就是很實在地想辦法讓食物很吸引人。她們把食物搗碎（或是不要搗碎）、湯匙餵食、或是提供吃起來像是巧克力的食物，就是努力提供良好的照護。

3 醫療社會學以及醫療人類學都有很多有關人們述說病痛、照護以及自己生活的故事。大家強調，講述這樣的故事，不僅是呈現現實的一種方法，可能還有治療效果。社會學的論著，請見Frank 1995，Burry 2001；有些論點提出病患敘事應該要在醫療體制有更顯著的位置，請見Greenhalgh & Hurwitz 1998。

4 這部分的歷史，請見Bliss 1982。

5 如果要討論身體上的集體性，什麼字詞比較好？德里安娜．彼得里娜（Adriana Petryna）分析車諾比電廠核災衝擊，提出創新概念「生物公民權」（biological citizenship），可是並不是很適切，因為此概念意味著要做非常不一樣的事。彼得里娜的關切是，公民基於他們的「生物性」，而跟國家產生的關係（Petryna 2002）。然而，在這裡，我的論點不是人們締結的關係，而是他們實際上想要幫忙而積極投入的活動。這些活動也無法由另外一個著名的概念「生命政治」（biopolitics）來闡述（請見，如Rabinow & Ross 2006）。「生命政治」意圖涵括人們所有「以個人以及集體健康之名」所做的一切，這概念引發一種他處來的策略，以及一種把我們變成治理對象的力量。照護的邏輯與生命政治有所不同，我想要尋求一種說法，不會預先設想我們是自由的，或是受制的，或是兩者皆是，而是想要超越這樣的二元對立。

6 當我們想要想想「積極病患」的時候，「罹病的醫師」是一種有趣的人物。畢竟，這樣的醫師既是科學專家，也是受苦的身體。請見，Sacks（1984）美妙的分析。對於醫師變成病人之後的許多轉變，也請見Ingstad & Christie 2001。

7 「做決定」並不一定是很吸引人的活動，尤其如果你碰到有人想要避免做決定，這就特別清楚。若想讀讀有洞見且感人的例子，請見Callon & Rabeharisoa 2004.

8 研究行動者實際上如何「做」，會發現即使「什麼都不做」，也很不容易。這需要很多苦工。請看斯特凡・赫什霍爾（Stefan Hirschauer）在這方面的分析，他研究當人們處於一種限縮的空間，像是電梯內，人們做了很多以便於什麼都不做，尤其是不要「相遇」（Hirschauer 2005）。受苦也需要做很多活動：身體痛苦不是人們經歷的，積極協商與修補才是。因此，麗塔・史楚肯發現，人們也許會接受日日的痛苦與折磨，當作是一種「付出的代價」，為的是自己非常想要參與的事件，像是婚禮。還有，「經歷苦痛」也有很多不同的形式：有人想要反擊，或是試著放手，或掙扎，或投降。請見Struhkamp 2005b。

9 「享受」以及「樂趣」，就跟比較中性的概念「經驗」一樣，並非自然發生的活動，而是需要努力、需要學習。有一篇文章就探討、比較了在古典音樂的業餘愛好者，以及重度藥物使用者，如何作為「積極的投降者」。即使在很多地方並非相同，兩者都以類似的方式來保持開放、接受新局。大家都積極地投入自己的熱情所在。見Gomart & Hennion 1999。

10 顯然病患也可以用各種方式貢獻於相關疾病的研究。這有好幾種角色，例如，可以共同做決定，承載知識，並且／或是透過自己的治療進行實驗。在HIV／愛滋的脈絡，早先病患在研究領域扮演積極的角色，這樣的案例已有所研究。在美國，這方面的分析與研究，請見Epstein 1996；法國脈絡的研究，請見Bardbot 2002; Dodier 2003。另一個很驚人的案例是法國有關肌肉萎縮症病患的組織，他們甚至雇用了一個社會學家來進行研究，以豐富參與的策略（見Rabeharisoa & Callon 1999）。

11 這段歷史，請見Marks 1997。我自己嘗試呈現此方法的侷限，我設想這方面對於原本想要宣稱達到的目標，運行得不錯，但是不太適用於很多其他部分。然而，如果小心檢視這個方法，這樣的設想也會瓦解。投入如此多的金額，也難怪一個使用已久的方法，也在很多地方被誤用。例如，見Pignarre 1997; Healy 2004。

12 有關如何納入對科技使用者有幫助的部分，已經受到廣泛研究。第一步是揭露在科技裡「設計入內的使用者」(inbuilt user，見 Woolgar 1991)。第二步是分析使用者的變化(見 Oudshoorn & Pinch 2005)。同時，也開始探討「設計入內的使用者」如何可能改變。其中一種策略，是舉行一種民主的設計模式，不同人來討論、決定科技的設計。另一種是以實驗方式進行：新科技先以小規模的格局引進，因此可以探索各種預期與非預期的效果。對此，請見 De Vries & Horstman 2007。由於臨床試驗研究介入方式的效用與效力，只能處理預期的效果，因此需要其他類型的、質性的研究方法。這方面的討論請見 De Vries & Horstman 2007。

13 一個很棒的例子，是朱立安・都鐸・哈特(Julian Tudor Hart)的分析，探討在現今英國健康照護系統，有哪些運作不良。這本書提出批判，但是批評並非針對專業人員，而是使得這些醫療專業如此運作的背後因素。這些情況限制了臨床運作，或是我在本書所說的「修補功夫」(Tudor Hart 2006)。

14 傅柯提出「異托邦」(heterotopia)概念，以有別於「烏托邦」(utopia)，一種我們可以夢想的美好空間，理想的實現(Foucault 1986)。「異托邦」不只是促進其他價值，也採用其他形態的評估，超越一開始慣用的做法。傅柯建議我們尋找異托邦，當作是制高點，以此來探討我們所在的空間。如同歷史可以對當下產生新洞見，異托邦也使得我們比較了解，像是，西方。人類學已經進行了豐富的實驗。我已提過瑪莉琳・史翠珊的作品(例如 Strathern 1992)。哲學領域的話，我所知道朝此方向最驚人的發展，是余蓮(François Julien)的作品，他以中國哲學作為異托邦，以一種全然的新意來詮釋西方哲學(Julien 2000)。解析傳統中國思想，與闡述現今荷蘭糖尿病患日常生活的田野工作，這兩者很明顯在很多地方都差異甚大，但是作為對於哲學思考的介入，這兩者十分相關。

15 當然，很多類型的「邏輯」已經被闡明。有個有趣的例子呼應照護的邏輯，那就是是唐娜・哈洛威(Donna Haraway)最近的作品，她想要闡述人與狗相伴的特定關係(Haraway 2003)。試圖發展人與非人之間誼情的概念，甚至是與那些並非陪伴型的動物，請見 Bingham 2006。

16 很多版本的社會理論都探討了西方作為複雜的組織。見Law 1994，把多種「秩序的模式」（modes of ordering）當作是可以並存的衝撞，彼此涉入，一起形成了一種「現代組織」。或是可以參考Thevenot 2006，他提議我們研究「投入參與的體制」（regimes d'engagement），並提出進行的方式。如果要看英文的摘要版，請見Thevenot 2002。

17 可以相混的這個特性就是我想要呈現的「邏輯」和Walzer 1983所討論的「正義領域」（spheres of justice）之間，最顯著的差異之一。正義領域，將區域一個連一個。邏輯則可能相互干涉，這跟邏輯鑲嵌於實作有關。海倫．斐倫（Helen Verran）的精彩著作，探討了英語世界與奈及利亞的尤羅巴（Yoruba）這兩種計算系統。如果我們當成是計算的「想法」系統，兩個系統就會相抵觸，因此只能藉由相對主義來避免去問「哪個比較好」這種問題。然而，如果我們當成是兩種計算的「做法」系統，就有可能產生相互介入、分工、跨接、以及其他種組合。因此我們也許可以共處（Verran 2001）。

18 生態學以及生態問題似乎在某些面向能與照護的邏輯馬上產生關連，請見，例如Hinchliffe 2007。不是要頌揚溫暖的母愛照護，犧牲比較政治性的取向，也不是要抗拒科技，而是要重新框構政治與科技帶來了什麼。見Latour & Weibel 2005; Barry 2001。

19 在此脈絡有趣的是，想要理論化「投入研究」的活動，好像這也是、或是應該是一種照護實作。這意涵著，與其尋求建立「真實」，研究應該要探討「關切」（Latour 2004）。這呼應了施坦貝爾格（Starnberger）研究團隊很久以前的希望，希望臨床研究可以作為自然科學的示範。醫學是要導向「健康」，自然科學也應該要有很清楚的規範性目標（Bohme et al. 1978）。在此脈絡，也讓人興味十足地想起拉圖的呼籲，說我們應該以「愛」來框構我們跟科技的關係。

參考文獻

Aerts, M. (1991) Just the Same or Just Different? a Feminist Dilemma, in J. Hermsen & A. van Lenning, eds, *Sharing the Difference: Feminist Debates in Holland*, London: Routledge, pp. 23–31

Akrich, M. & B. Pasveer (2000) Multiplying Obstetrics: Techniques of Surveillance and Forms of Coordination, *Theoretical Medicine and Bioethics*, vol. 21, 63–83

Akrich, M. & B. Pasveer (2004) Embodiment and Disembodiment in Childbirth Narratives, *Body & Society*, vol. 10, 63–84

Appadurai, A. (1986) *The Social Life of Things: Commodities in Cultural Perspective*, Cambridge: Cambridge University Press

Armstrong, D. (1983) *Political Anatomy of the Body: Medical Knowledge in Britain in the Twentieth Century*, Cambridge: Cambridge University Press

Armstrong, D. (2002) *A New History of Identity: A Sociology of Medical Knowledge*, Bas- ingstoke: Palgrave

Arney , W . & B. Bergen (1984) *Medicine and the Management of the Living: T aming the Last Great Beast*, Chicago, IL: University of Chicago Press

Ashmore, M., M. Mulkay & T. Pinch (1989) *Health and Efficiency: A Sociology of Health Economics*, Milton Keynes: Open University Press

Ashton, J. (1994) *The Epidemiological Imagination*, Milton Keynes:

Open University Press

Bardbot, J. (2002) *Les Malades en mouvements: La médecine et la science à l'épreuve du sida*, Paris: Balland

Barnes, C., M. Oliver & L. Barton eds (2002) *Disability Studies Today*, Cambridge: Polity Press

Barry, A. (2001) *Political Machines: Governing a Technological Society*, London: Athlone

Becker, H. (1953) Becoming a Marihuana User, *American Journal of Sociology*, 59, 235–242

Berg, M. (1997) *Rationalizing Medicine: Decision Support Techniques and Medical Practices*, Cambridge, MA: MIT Press

Berg, M. & A. Mol eds (1998) *Differences in Medicine: Unraveling Practices, Techniques and Bodies*, Durham, NC: Duke University Press

Bingham, N. (2006) Bees, Butterflies, and Bacteria: Biotechnology and the Politics of Nonhuman Friendship, *Environment and Planning A* 38 (3), 483–498

Bliss, M. (1982) *The Discovery of Insulin*, Chicago, IL: University of Chicago Press

Böhme, G., W. v.d. Daele, R. Hohlfield, W. Krohn & W. Schäfer (1978) *Starnberger Studien I: Die gesellschaftliche Orientierung des wissenschaftlichen Fortschritts*, Frankfurt: Edition Suhrkamp

Boltanski, L. (1990) *L'Amour et la justice comme compétences*, Paris: Métalié Bosk, C. (1979) *Forgive and Remember: Managing Medical Failure*, Chicago, IL: University of Chicago Press

Braak, E. ter (2000) *Insulin Induced Hypoglycemia and Glucose Counterregulations: Clinical and Experimental Studies*, Thesis: Utrecht University

Brah, A. & A. Coombes eds (2000) *Hybridity and Its Discontents: Politics, Science, Culture*, London: Routledge

Brown, N. & M. Michael (2003) Sociology of Expectations: Retrospecting Prospects and Prospecting Retrospects, *Technology Analysis and Strategic Management*, vol. 15 (1), 3–8

Burry, M. (2001) Illness Narratives: Fact or Fiction?, *Sociology of Health and Illness*, vol. 23, pp. 263–285

Callahan, D. & A. Wasunna eds (2006) *Medicine and the Market: Equity V. Choice*, Baltimore, MD: Johns Hopkins University Press

Callon, M. ed. (1998) *The Laws of the Market*, London: Blackwell

Callon, M. & V . Rabeharisoa (2004) Gino's Lesson on Humanity: Genetics, Mutual Entanglements and the Sociologist's Role, *Economy and Society*, vol. 33 (1), 1–27

Canguilhem, G. (1991) *The Normal and the Pathological*, New York: Zone Books Canguilhem, G. (1994) *A Vital Rationalist*, New York: Zone Books

Chakrabarty, D. (2000) *Provincializing Europe: Postcolonial Thought and Historical Difference*, Princeton, NJ: Princeton University Press

Classen, C. (1993) *Worlds of Sense: Exploring the Senses in History and across Cultures*, London: Routledge

Cohn, S. (1997) Being Told What to Eat: Conversations in a Diabetes Day Centre, in P. Caplan ed., *Food, Health and Identity*, London: Routledge, pp. 193–212

Costera Meijer, I. (1991) Which Difference Makes the Difference? On the Conceptualization of Sexual Difference, in J. Hermsen & A. van Lenning eds, *Sharing the Difference: Feminist Debates in Holland*, London: Routledge, pp. 32–45

Coward, R. (1996) *Female Desire: Women's Sexuality Today*, London: HarperCollins

De Swaan, A. (1988) *In Care of the State: Health Care, Education and Welfare in Europe and America*, Cambridge: Polity Press

Dehue, T. (2005) History of the Control Group, in B. Everrit & D. Howel eds, *Encyclopedia of the Human Sciences*, vol. 2, 829–836

Despret, V. (2004) The Body We Care for: Figures of Anthropo-zoo-genesis, in *Body and Society*, vol. 10 (2–3), 111–134

Diedrich, L. (2005) A Bioethics of Failure: Anti-heroic Cancer Narratives, in M. Shildrick & R. Mykitiuk eds, *Ethics of the Body: Postconventional Challenges*, Cambridge, MA: MIT Press

Dodier, N. (1993) *L'expertise médical*, Paris: Métaillié Dodier, N. (1998) Clinical Practice and Procedures in Occupational Medicine: A Study of the Framing of Individuals, in M. Berg & A. Mol eds, *Differences in Medicine: Unraveling Practices, Techniques and Bodies*, Durham, NC: Duke University Press, pp. 53–85

Dodier, N. (2003) *Leçons politiques de l'épidemie de sida*, Paris: Éditions de l'École des Hautes Études en Sciences Sociales

Duden, B. (2002) *Die Gene im Kopf – der Fötus im Bauch*, Hanover: Offizin Verlag

Duster, T. (2003) *Backdoor to Eugenics*, New York: Routledge Elias, N. (2000) *The Civilizing Process*, Oxford: Blackwell

Epstein, S. (1996) *Impure Science : Aids, Activism and the Politics of Knowledge*, Berkeley: University of California Press

Farmer, P. (2004) *Pathologies of Power: Health, Human Rights and the New War on the Poor*, Berkeley: University of California Press

Foucault, M. (1967) *Madness and Civilisation*, London: Tavistock

Foucault, M. (1974) *The Order of Things: An Archeology of the Human Sciences*, London: Tavistock

Foucault, M. (1976) *The Birth of the Clinic*, trans. A. Smith, London: Tavistock

Foucault, M. (1986) Of Other Spaces, *Diactrics*, vol. 6 (1), 22–27

Foucault, M. (1990) *Care of the Self: The History of Sexuality 3*, trans. R. Hurley, London: Penguin

Foucault, M. (1991) *Discipline and Punish*, trans. A. Sheridan, London: Penguin

Frank, A. (1991) *At the Will of the Body*, Boston, MA: Houghton Mifflin Company Frank, A. (1995) *The Wounded Storyteller: Body, Illness and Ethics*, Chicago, IL: University of Chicago Press

Frank, A. (2004) *The Renewal of Generosity: Illness, Medicine and How to Live*, Chicago, IL: The University of Chicago Press

Frankenberg R. (1993) Risk: Anthropological and Epidemiological Narratives of Prevention, in S. Lindenbaum & M. Lock eds, *Knowledge, Power and Practice*, Berkeley: University of California Press, pp. 219–244

Freidson, E. (2001) *Professionalism: The Third Logic*, London: Cambridge Polity Press Freudtner, C. (2003) *Bittersweet: Diabetes, Insulin and the Transformation of Illness*, University of North Carolina Press

Gatens, M. (1996) *Imaginary Bodies: Ethics, Power and Corporeality*, London: Routledge Gigerenzer, G. *et al.* (1989) *The Empire of Chance: How Probability Changed Science and Everyday Life*, Cambridge: Cambridge University Press

Golledge, R. (1997) On Reassembling One's Life: Overcoming Disability in the Academic Environment, *Environment and Planning D: Society and Space*, 15, 391–409

Gomart, E. & A. Hennion (1999) A Sociology of Attachment: Music Amateurs, Drug Users, in J. Law & J. Hassard eds, *Actor Network Theory and After*, Oxford: Blackwell, pp. 220–247

Goodman, A., D. Heath & M. Lindee (2003) *Genetic Nature/Culture*, Berkeley: University of California Press

Goody, J. (1986) *The Logic of Writing and the Organization of Society*, Cambridge: Cambridge University Press

Greenhalgh, T. & B. Hurwitz (1998) *Narrative-Based Medicine*, London: BMJ Books

Hacking, I. (1990) *The Taming of Chance*, Cambridge: Cambridge University Press

Haeften T. van (1995) Acute complicaties – hypoglykemische ontregeling, in E. van Ballegooie & R. Heine eds,

Diabetes Mellitus, Ultrecht: Wetenschappelijke Uitgeverij Bunge, pp. 142–150

Hahn, R. (1985) A World of Internal Medicine: Portrait of an Internist, in R. Hahn & A. Gaines eds, *Physicians of Western Medicine: Anthropological Approaches to Theory and Practice*, Dordrecht: Reidel Publishing Group, pp. 51–111

Hamington, M. & D. Miller eds (2006) *Socializing Care*, Oxford: Rowman & Little- field

Haraway, D. (1997) *Modest Witness*, London: Routledge

Haraway, D. (2003) *The Companion Species Manifesto: Dogs, People and Significant Otherness*, Chicago, IL: Chicago University Press

Harbers, H., A. Mol & A. Stollmeijer (2002) Food Matters. Arguments for an Ethnography of Daily Care, *Theory, Culture and Society*, vol. 19 (5/6), 207–226

Healy, D. (2004) *The Creation of Psychofarmacology*, Cambridge, MA: Harvard University Press

Hennion, A. (2001) Music Lovers: Taste as Performance, *Theory, Culture and Society*, Vol. 18 (5), 1–22

Herzlich, C. & J. Pierret (1984) *Malades d'hier, malades d'aujourdhui*, Paris: Payot Hinchliffe, S. (2008) Reconstituting Nature Conservation: Towards a Careful Political Ecology, *Geoforum*, vol. 39 (1), 88–97

Hirschauer, S. (1994) The Manufacture of Bodies in Surgery, *Social Studies of Science*, vol. 21, 279–319

Hirschauer, S. (2005) On Doing Being a Stranger: The Practical Constitution of Civil Inattention, *Journal for the Theory of Social Behaviour*, 35 (1), 41–67

Hirschauer, H. & A. Mol (1995) Shifting Sexes, Moving Stories: Constructivist/Feminist Dialogues, *Science, Technology and Human Values*, vol. 20, 368–385

Hoesset, E. (2003) *L'intelligence de la pitié*, Paris: Les Éditions du Cerf

Hoeyer, K. (2006) The Power of Ethics: A Case Study from Sweden on the Social Life of Moral Concerns in

Policy Processes, *Sociology of Health and Illness*, vol. 28, 785–801

Howarth, D., A. Norval & Y. Stavrakakis eds (2000) *Discourse Theory and Political Analysis*, Manchester: Manchester University Press

Howell, S. ed. (1997) *The Ethnography of Moralities*, London: Routledge

Ingstad, B. & V. Christie (2001) Encounters with Illness: The Perspective of the Sick Doctor, *Anthropology and Medicine*, vol. 8, 201–210

James, S. (1999) *Passion and Action: The Emotions in Sev enteenth Century Philosophy*, Oxford: Oxford University Press

Julien, F. (2001) *Detour and Access: Strategies of Meaning in China and Greece*, New York: Zone Books

Kleinman, A. (1980) *Patients and Healers in the Context of Culture*, Berkeley: University of California Press

Kleinman, A., V. Das & M. Lock eds (1997) *Social Suffering*, Berkeley: University of California Press

Kondo, D. (1990) *Crafting Selves: Power, Gender, and Discourses of Identity in a Japanese Workplace*, Chicago, IL: University of Chicago Press

Kurlyama, S. (1999) *The Expressiveness of the Body: And the Divergence of Greek and Chinese Medicine*, New York: Zone Books

Laet, M. de & A. Mol (2000) The Zimbabwe Bush Pump: Mechanics of a Fluid Technology, *Social Studies of Science*, vol. 30, pp. 225–263

Lakoff, A. (2006) *Pharmaceutical Reason: Knowledge and Value in Global Psychiatry*, Cambridge: Cambridge University Press

Lakoff, G. & M. Johnson (1981) *Metaphors We Live By*, Chicago, IL: University of Chicago Press

Lakoff, G. & M. Johnson (1999) *Philosophy of in the Flesh: The Embodied Mind and Its Challenge to W estern*

Thought, New Y ork: Basic Books

Latour, B. (1988) *The Pasteurization of France*, Cambridge, MA: Harvard University Press

Latour, B. (1996) *Aramis or the Love of Technology*, Cambridge, MA: Harvard University Press

Latour, B. (2002) Morality and Technology: The End of the Means, *Theory, Culture & Society*, vol. 19 (5/6), 247–260

Latour, B. (2004) Why Has Critique Run out of Steam? From Matters of Fact to Matters of Concern, *Critical Inquiry*, vol. 30, 225–248

Latour, B. & P. Weibel eds (2005) *Making Things Public*, Cambridge, MA: MIT Press

Latour , B . & S. Woolgar (1979) *Laboratory Life: The Social Construction of Scientific Facts*, London: Sage Publications

LaVeist, T. ed. (2002) *Race, Ethnicity, and Health: A Public Health Reader*, Hoboker, NJ: Jossey-Bass

Law, J. (1994) *Organizing Modernity*, Oxford: Blackwell Law, J. (2002) *Aircraft Stories: Decentering the Object in Technoscience*, Durham, NC: Duke University Press

Law, J. (2004) *After Method: Mess In Social Science Research*, London: Routledge

Law, J. & A. Mol (2002) Local Entanglements or Utopian Moves: An Inquiry into Train Accidents, in M. Parker ed., *Utopia and Organization*, Oxford: Blackwell *Sociological Review*, pp. 82–105

Lawrence, C. & S. Shapin eds (1998) *Science Incarnate: Historical Embodiments of Natural Knowledge*, Chicago, IL: University of Chicago Press

Lettinga, L. & A. Mol (1999) Clinical Specificity and the Non-generalities of Science: On Innovation Strategies for Neurological Physical Therapy, *Theoretical Medicine and Bioethics*, 1999, 517–535

Lifton, R. (1988) *The Nazi Doctors: Medical Killing and the Psychology of Genocide*, New York: Basic Books

Lin, W.-Y. (2005) *Bodies in Action: Multivalent Agency in Haemodialysis Practices*, Lancaster, PhD thesis

Lock, M. (2002) *Twice Dead: Organ Transplants and the Reinvention of Death*, Berkeley: University of California Press

Lock, M., A. Young & A. Cambriosio eds (2000) *Living and Working with The New Medical Technologies: Intersections of Inquiry*, Cambridge: Cambridge University Press

Lury, C. (1996) *Consumer Culture*, London: Routledge

Marks, H. (1997) *The Progress of Experiment: Science and Therapeutic Reform in the United States, 1900–1990*, Cambridge: Cambridge University Press

Martin, E. (2006) Pharmaceutical Virtue, *Medicine, Culture and Society*, vol. 30 (2), 157–174

Mauss, M. (1990) *The Gift*, trans. W. Halls, London: Routledge M'charek, A. (2005) *The Human Genome Diversity Project: An Ethnography of Scientific Practice*, Cambridge: Cambridge University Press

Meneley , A. & D . Y oung eds (2005) *Auto-ethnographies: The Anthropology of Academic Practices*, Ontario: Broadview Press

Michael, M. (2006) *Technoscience and Everyday Life*, Milton Keynes: Open University Press

Mintz, S. (1985) *Sweetness and Power: The Place of Sugar in Modern History*, London: Penguin

Mintz, S. (1996) *T asting F ood, T asting Freedom: Excursions into Eating, Culture and the Past*, Boston, MA: Beacon Press

Mol, A. (1991) Wombs, Pigmentation and Pyramids. Should Anti-racists and Feminists Try to Confine Biology to Its Proper Place?, in A. van Lenning & J. Hermsen eds, *Sharing the Difference: Feminist Debates in Holland*, London: Rout- ledge, pp. 149–163

Mol, A. (1998) Lived Reality and the Multiplicity of Norms: A Critical Tribute to George Canguilhem, *Econo-*

my and Society, vol. 27, 274–284

Mol, A. (1999) Ontological Politics: A Word and Some Questions, in J. Law and J. Hassard eds, *Actor Network Theory and After*, Oxford: Blackwell, pp. 74–89

Mol, A. (2002a) *The Body Multiple: Ontology in Medical Practice*, Durham, NC: Duke University Press

Mol, A. (2002b) Cutting Surgeons, Walking Patients: Some Complexities Involved in Comparing, in J. Law and A. Mol eds, *Complexities*, Durham, NC: Duke Uni- versity Press, pp. 218–257

Mol, A. & M. Berg (1994) Principles and Practices of Medicine: The Co-existence of Various Anemias, *Culture, Medicine and Psychiatry*, vol. 18, 247–265

Mol, A. & B. Elsman (1996) Detecting Disease and Designing Treatment: Duplex and the Diagnosis of Diseased Leg Vessels, *Sociology of Health and Illness*, vol. 18 (5), 609–631

Mol, A. & J. Law (1994) Regions, Networks and Fluids: Anemia and Social Topol- ogy, *Social Studies of Science*, 24, 641–671

Mol, A. & J. Law (2004) Embodied Action, Enacted Bodies: The Example of Hypo- glycaemia, *Body & Society*, vol. 10 (2–3), 43–62

Moreira, T. (2004) Self, Agency and the Surgical Collective, *Sociology of Health & Illness*, vol. 26 (1), 32–49

Moreira, T. (2006) Heterogeneity and Coordination of Blood Pressure in Neuro- surgery, *Social Studies of Science*, vol. 36 (1), 69–97

Moreira, T . & P . Palladino (2005) Between Truth and Hope on Parkinson' s Disease, Neurotransplantation and the Production of the Self, *History of the Human Sciences*, vol. 18 (3), 55–82

Morse, J., I. Bottoff, W. Neander & S. Sorberg (1992) Comparative Analysis of Conceptualizations and Theories of Caring, in J. Morse ed., *Qualitative Health Research*, Newbury Park, CA: Sage, pp. 69–89

Moser, I. (2006) Sociotechnical Practices and Differences: On the Interferences between Disability , Gender and Class, *Science, Technology and Human Values*, vol. 31 (5), 1–28

Murphy, R. (1990) *The Body Silent*, New York: W.W. Norton

Nabhan, P. (2006) *Why Some Like It Hot: Food, Genes and Cultural Diversity*, Washington, DC: Island Press

Nestle, M. (2002) *Food Politics: How the Food Industry Influences Nutrition and Health*, Berkeley: University of California Press

Nussbaum, M & A. Sen eds (1993) *The Quality of Life*, Oxford: Clarendon Press Nye, A. (1990) *Words of Power: A Feminist Reading of the History of Logic*, London: Routledge

Okely, J. & H. Callaway (1992) *Anthropology and Autobiography*, London: Routledge

Oudshoorn, N. & T. Pinch eds (2005) *How Users Matter: The Co-Construction of Users and Technology*, Cambridge, MA: MIT Press

Parsons, T. (1951) *The Social System*, New York: Free Press

Pasveer, B. (1992) *Shadows of Knowledge: Making a Representing Practice in Medicine: X-ray Pictures and Pulmonary Tuberculosis, 1895–1930*, Amsterdam: PhD thesis

Petryna, A. (2002) *Life Exposed: Biological Citizens after Chernobyl*, Princeton, NJ: Princeton University Press

Pickstone, J. (2000) *Ways of Knowing: A New History of Science, Technology and Medicine*, Manchester: Manchester University Press

Pignarre, P. (1997) *Quest-ce qu'un médicament? Un object étrange, entre science, marché et société*, Paris: Éditions le Découverte

Pols, J. (2003) Enforcing Patient Rights of Improving Care? The Interference of Two Modes of Doing Good in Mental Health Care, *Sociology of Health and Illness*, vol. 25 (4), 320–347

Pols, J. (2005) Enacting Appreciations: Beyond the Patient Perspective, *Health Care Analysis*, vol. 13, 203–221

Pols, J. (2006a) Accounting and Washing, *Science, Technology & Human Values*, vol. 31 (4), 409–430

Pols, J. (2006b) Washing the Citizen: Washing, Cleanliness and Citizenship in Mental Health Care, *Culture, Medicine and Psychiatry*, vol. 30, 77–104

Prior, L. (1989) *The Social Organization of Death: Medical Discourse and Social Practices in Belfast*, Houndsmills: Macmillan

Rabeharisoa, V. & M. Callon (1999) *Le Pouvoir des malades*, Presse de l'École de Mînes

Rabinow, P. & N. Rose (2006) Biopower Today, *BioSocieties*, vol. 1, 195–217

Reiser, S. (1978) *Medicine and the Reign of Technology*, Cambridge: Cambridge University Press

Reiser, S. & M. Anbar eds (1984) *The Machine at the Bedside: Strategies of Using Technology in Patient Care*, Cambridge: Cambridge University Press

Rip, A., T. Misa & J. Schot eds (1995) *Managing Technology in Society: The Approach of Constructive Technology Assessment*, London: Thomson Learning

Robinson, F. (1998) *Globalising Care: Feminist Theory, Ethics and International Relations*, Boulder, CO: Westview Press

Rock, M. (2003) Sweet Blood and Social Suffering: Rethinking Cause–Effect Relationships in Diabetes, Distress, and Duress, *Medical Anthropology*, vol. 22 (2), 131–174

Rock, M. (2005) Figuring Out Type 2 Diabetes through Genetic Research: Reckoning Kinship and the Origins of Sickness, *Anthropology & Medicine*, vol. 12 (2), 115–127

Roney, L. (2000) *Sweet Invisible Body: Reflections on a Life with Diabetes*, New York: Owl Books

Sacks, O. (1984) A Leg to Stand on, London: Picador Books

Saïd, E. (1991) *Orientalism: Western Conceptions of the Orient*, London: Penguin

Santoro, E. (2004) *Autonomy, Freedom and Rights: A Critique of Liberal Subjectivity*, Dordrecht: Kluwer

Schwartz, B. (2004) *The Paradox of Choice: Why More Is Less*, London: HarperCollins

Scott, J. (1999) *Gender and the Politics of History*, New York: Columbia University Press

Serres, M. (1997) *The Troubadour of Knowledge*,trans. S. Glaser & W. Paulson, Ann Arbor: University of Michigan Press

Serres, M. (2007) *Parasite*, Minneapolis: University of Minnesota Press

Shakespeare, T. (2006) *Disability Rights and Wrongs*, London: Routledge

Shapin, S. (2000) Descartes the Doctor: Rationalism and its Therapies, *British Journal for the History of Science*, 33, 131–154

Shaw, R. (2000) Tok Af, Lef Af: A Political Economy of Temne Techniques of Secrecy and Self, in I. Karp & D.A. Masolo eds, *African Philosophy as Cultural Inquiry*, Bloomington: Indiana University Press, pp. 25–49

Smith, B. (1981) Black Lung: The Social Production of a Disease, *International Journal of Health Services*, 11, 343–359

Solnit, R. (2006) *Wanderlust: A History of Walking*, London: Verso

Ssorin-Chaikov (2006) On Heterochrony: Birthday Gifts to Stalin, 1949, *Journal of the Royal Anthropological Institute*, vol. 12, 355–375

Stacey, J. (1997) *Teratologies: A Cultural Study of Cancer*, London: Routledge

Stein, H. (1990) *American Medicine as Culture*. Boulder, CO: Westview Press

Stengers, I. (1998) *Power and Invention: Situating Science*, Minneapolis: University of Minnesota Press

Strathern, M. (1988) *The Gender of the Gift*, Berkeley: University of California Press

Strathern, M. (1992) *After Nature: English Kinship in the Late Twentieth Century*, Cambridge: Cambridge University Press

Strauss, A., S. Fagerhaugh, B. Suczek and C. Wiener (1985) *Social Organization of Medical Work*, Chicago, IL: University of Chicago Press

Struhkamp, R. (2004) Goals in Their Setting: A Normative Analysis of Goal Setting in Physical Rehabilitation, *Health Care Analysis*, vol. 12, 131–155

Struhkamp, R. (2005a) Patient Autonomy: A View from the Kitchen, *Medicine, Health Care and Philosophy*, vol. 8, 105–114

Struhkamp, R. (2005b) Wordless Pain: Dealing with Suffering in Physical Rehabilitation, *Cultural Studies*, vol. 19, pp. 701–718

Sunder Rajan, K. (2006) *Biocapital: The Constitution of Postgenomic Life*, Durham, NC: Duke University Press

Svare, H. (2005) *Body and Practice in Kant*,Dordrecht: Kluwer Academic Publishers Taylor, J. (2005) Surfacing the Body Interior, *Annual Review of Anthropology*, 34, 741–756

Teil, G. (2004) *De la coupe au lèvres: Practiques de la perception et mise en marché de vins de qualité*, Paris: Octares

Thévenot, L. (2002) Which Road to Follow? The Moral Complexity of an Equipped Humanity, in J. Law & A. Mol eds, *Complexities: Social Studies of Knowledge Practice*, Durham, NC: Duke University Press, pp. 35–87

Thévenot, L. (2006) *L'action au pluriel: Sociologie des régimes dengagement*, Paris: Éditions de la Découverte

Thomas, N. (1991) *Entangled Objects: Exchange, Material Culture and Colonialism in the Pacific*, Cambridge, MA: Harvard University Press

Thompson, C. (2005) *Making Parents: The Ontological Choreography of Reproductive Technologies*, Cambridge,

MA: MIT Press

Toulmin, S. (1998) How Medicine Saved the Life of Ethics, in J. DeMarco & R. Fox eds, *New Directions in Ethics: The Challenge of Applied Ethics*, London: Routledge and Kegan Paul, pp. 265–281

Tronto, J. (1993) *Moral Boundaries: A Political Argument for an Ethic of Care*, New York/London: Routledge

Tudor Hart, J. (2006) *The Political Economy of Health Care: A Clinical Perspective*, Bristol: Policy Press

Vallega-Neu, D. (2005) *The Bodily Dimension in Thinking*, New York: State of New York University Press

Varela, F. (2001) Intimate Distances: Fragments for a Phenomenology of Organ Transplantation, *Journal of Consciousness Studies*, vol. 8, 5–7

Verran, H. (2001) *Science and an African Logic*, Chicago, IL: University of Chicago Press

Vries, G. de & K. Horstman, eds (2007) *Genetics from Laboratory to Society*, Basingstoke: Palgrave Macmillan

Walzer, M. (1983) *Spheres of Justice: A Defence of Pluralism and Equality*, Oxford: Blackwell

Watson, J. & M. Caldwell eds (2005) *The Cultural Politics of Food and Eating*, Oxford: Blackwell

Weisz, G. ed. (1990) *Social Science Perspectives on Medical Ethics*, Dordrecht: Kluwer Academic Publishers

Willems, D. (1998) Inhaling Drugs and Making Worlds:The Proliferation of Lungs and Asthmas, in M. Berg & A. Mol eds, *Differences in Medicine: Unraveling Practices, Techniques and Bodies*, Durham, NC: Duke University Press

Willems, D. (2002) Managing One's Body Using Self-management Techniques: Practicing Autonomy, *Theoretical Medicine and Bioethics*, vol. 31 (1), 23–38

Winance, M. (2006) Trying Out the Wheelchair: The Mutual Shaping of People and Devices through Adjustment, *Science, T echnology & Human V alues*, vol. 31 (1), 52–72

Woolgar, S. (1991) Configuring the User: The Case of Usability Trials, in J. Law ed., *A Sociology of Monsters*,

London: Routledge, pp. 57–102

Wright, P. & A. Treacher eds (1982) *The Problem of Medical Knowledge: Examining the Social Construction of Medicine*, Edinburgh: Edinburgh University Press

Xperiment! (2005) What Is a Body/a Person? Topography of the Possible, in B. Latour & P. Weibel eds, *Making Things Public*, Cambridge, MA: MIT Press, pp. 906–909

左岸科學人文　282

照護的邏輯

比賦予病患選擇更重要的事

The Logic of Care

Active Patients and the Limits of Choice

作　　者　安瑪莉・摩爾（Annemarie Mol）
譯　　者　吳嘉苓、陳嘉新、黃于玲、謝新誼、蕭昭君
總 編 輯　黃秀如
責任編輯　林巧玲
行銷企劃　蔡竣宇
封面設計　日央設計

出　　版　左岸文化／遠足文化事業股份有限公司
發　　行　遠足文化事業股份有限公司 (讀書共和國出版集團)
　　　　　231 新北市新店區民權路 108-2 號 9 樓
電　　話　(02) 2218-1417
傳　　眞　(02) 2218-8057
客服專線　0800-221-029
E-Mail　rivegauche2002@gmail.com
左岸臉書　facebook.com/RiveGauchePublishingHouse
法律顧問　華洋法律事務所　蘇文生律師
印　　刷　呈靖彩藝有限公司
初版一刷　2018 年 11 月
初版五刷　2024 年 2 月
定　　價　380 元
I S B N　978-986-5727-81-9
歡迎團體訂購，另有優惠，請洽業務部，(02) 2218-1417 分機 1124、1135

照護的邏輯：比賦予病患選擇更重要的事／
安瑪莉・摩爾（Annamarie Mol）著；
吳嘉苓、謝新誼、黃于玲、陳嘉新、蕭昭君 譯
.－初版.－新北市：左岸文化出版；
遠足文化發行，2018.11
　面；　公分.－（左岸科學人文；282）
譯自：The Logic of care: Active patients and the limits of choice
ISBN 978-986-5727-81-9（平裝）

關係 2. 健康照護

107018183

本書僅代表作者言論，不代表本社立場